Pour comprendre
les maladies liées aux sucres

Pierre de Puytorac

Pour comprendre les maladies liées aux sucres

L'Harmattan

Du même auteur

Biologie générale, in Biomed Biologie, PUF, 1987, 208 p.
De la biophilosophie à une éthique de la biologie, L'Harmattan, 1998, 223 p.
Panorama de la biologie d'hier à aujourd'hui, Ellipses, 1999, 272 p.
L'Homme co-auteur de l'évolution, Quae, 2014, 111 p.
La complainte des éleveurs bovins. Petite histoire d'hommes et de vaches en France, Les impliqués, 2017, 214 p.
L'Homme, d'hier à demain, L'Harmattan, 2018, 272 p.

En collaboration

Précis de protistologie, P. de Puytorac, J. Grain, J.P. Mignot, Ed. Boubée, 1987, 581 p
Traité de Zoologie, sous la direction de P.P. Grassé, Tome II, fasc.1, Infusoires Ciliés, J. André, J.C. Bussers, J. Dragesco, J.C. Estève, E. Fauré-Frémiet, J. Génermont, J. Grain, G. de Haller, R. Hovasse, G. Méténier, P. de Puytorac, M. Tuffrau, E. Vivier, Masson, 1984, 812 p.
Traité de Zoologie, sous la direction de P. de Puytorac, Tome II, fasc. 2, Infusoires Ciliés, A. Batisse, A. Bonhomme-Florentin, G. Deroux, A. Fleury, W. Foissner, J. Grain, J. Lom, D.H. Lynn, P. de Puytorac, M. Tuffrau, Masson, 1994, 880 p.
L'Auvergne, les milieux, la faune et la flore, P. de Puytorac, M. Tort, J. Peterlongo, R.J. Bouteville, J.C. Gigault, R. Vitte, J. Fain, Delachaux et Niestlé, 1997, 178 p.
La mort en 60 questions. La mort observée, expliquée, repoussée, P. de Puyorac et A. Artusse, L'Harmattan, 2016, 204 p.
La marchandisation actuelle du corps humain, P. de Puyorac et A. Artusse, L'Harmattan, 2016, 109 p.

5-7, rue de l'Ecole-Polytechnique, 75005 Paris

http://www.editions-harmattan.fr

ISBN : 978-2-343-18452-4
EAN : 9782343184524

Les produits sucrés sont en proportions grandissantes dans l'alimentation. Or, l'excès de sucres conduit à un comportement addictif (encouragé par les industries agroalimentaires, ajoutant du sucre aux produits transformés pour augmenter leur attrait, leur « apogée gustatif », et à de nombreuses et diverses maladies. Les unes sont rares, souvent graves, les autres très fréquentes. Certaines sont essentiellement d'origine génétique, alors que pour d'autres ce sont surtout les modes de vie qui sont en cause. Comprendre les causes des maladies liées aux sucres est la façon la plus sûre pour savoir les prévenir ou les traiter. On ne peut changer ses gènes, ni son environnement global, mais on peut volontairement, de façon raisonnée, basée sur des données scientifiques avérées, modifier ses comportements et ses habitudes alimentaires.
La première partie présente la diversité des sucres synthétisés par les plantes vertes (photosynthèse), apportés par l'alimentation et qui sont source d'énergie pour les organes, notamment le cerveau, mais aussi éléments de communication, de structure, d'associations moléculaires sucrées. Les sucres digérés entrent dans différentes voies métaboliques, suites de réactions chimiques catalysées par des protéines enzymatiques, qui sont précisées. Ces enzymes sont codées par des gènes. Des mutations de ces gènes ont pour conséquence l'absence de synthèse de ces protéines ou leur malfaçon. Il en résulte des perturbations du métabolisme (maladies métaboliques) touchant différents organes et parfois le système nerveux. La régulation du taux de sucre dans le sang (glycémie) se fait par voies nerveuse et hormonale, qui sont exposées.
Ces données sont essentielles pour comprendre les maladies pouvant résulter de leur dysfonctionnement et qui font l'objet de la deuxième partie. Beaucoup de maladies liées aux sucres tiennent, en effet, à des mutations d'un ou de plusieurs gènes codant pour des enzymes intervenant dans des voies métaboliques des glucides.
La troisième partie a trait particulièrement à l'obésité, maladie où les facteurs génétiques donnent une prédisposition aggravée par des facteurs environnementaux. Le syndrome métabolique (association de troubles physiologiques et biochimiques) augmente le risque de diabète de type 2, de maladies cardiovasculaires et de cancers.
Les résumés des chapitres sont pour tout public désireux d'avoir accès à des données scientifiques de base, précises, le reste du texte apportant l'essentiel des connaissances sur ce sujet pour les étudiants en biologie, médecine et pharmacie.

PREMIÈRE PARTIE

LES SUCRES ET LEUR MÉTABOLISME

I. LES DIVERS TYPES DE SUCRES

Les sucres sont simples, formés d'une seule molécule (glucose, fructose, galactose...) ou complexes, formés, soit de deux ou plusieurs molécules sucrées (lactose, saccharose... ; cellulose, amidon...), soit d'une molécule sucrée et d'une molécule non sucrée (nucléoside...). Les sucres peuvent être associés à d'autres molécules : des protéines (glycoprotéines) ou des lipides (glycolipides) dont certains sont des constituants cellulaires (membranaires, enzymatiques, matriciels) importants. Les glucides fournissent 50-55% des besoins énergétiques (dont 20% utilisés par le cerveau), les lipides 25-30%, les protéines 12-15%.

1. LES SUCRES SIMPLES

Les sucres ou glucides sont de plusieurs types. Ce sont des monosaccharides, ou oses, dénommés d'après leur nombre d'atomes de carbone et la nature du groupement carboxyle (aldéhydique : CHO ou cétonique : CO), ou des osides donnant à l'hydrolyse soit deux (diholosides) ou quelques dizaines (oligosides) ou quelques centaines (polyosides) d'oses, soit des oses et un radical aglycone (non sucré) : les hétérosides.

De formule générale $(CH_2O)_n$, n étant le nombre d'atomes de carbone, les monosaccharides sont formés d'une chaîne linéaire ou cyclique. Les plus importants sont les pentoses (n = 5) comme le ribose ou le désoxyribose des acides nucléiques ou le ribulose, et les hexoses (n = 6), comme le glucose et ses isomères (atomes agencés différemment) : le galactose, le fructose (fig. 1).

Le glucose ($C_6H_{12}O_6$) existe sous forme linéaire (représentation de Fischer) ou sous forme cyclique. Dans la forme linéaire, le carbone 1 porte le groupement aldéhyde (CHO) faisant du glucose un aldose, et 4 carbones asymétriques (c'est-à-dire liés à 4 substituants différents) : C2, C3, C4, C5 portant un groupement alcool secondaire (CHOH), le carbone 6 portant un groupement (CH_2OH) alcool primaire.

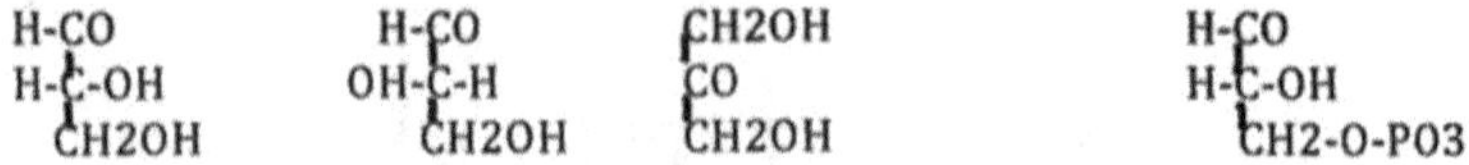

Glycéraldéhyde **dihydroxyacétone** **glycéraldéhyde 3P**
forme D forme L

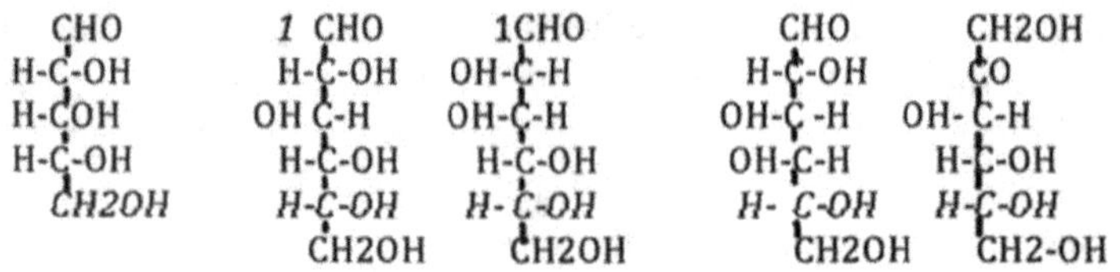

D-ribose D-glucose D-mannose D-galactose D-fructose

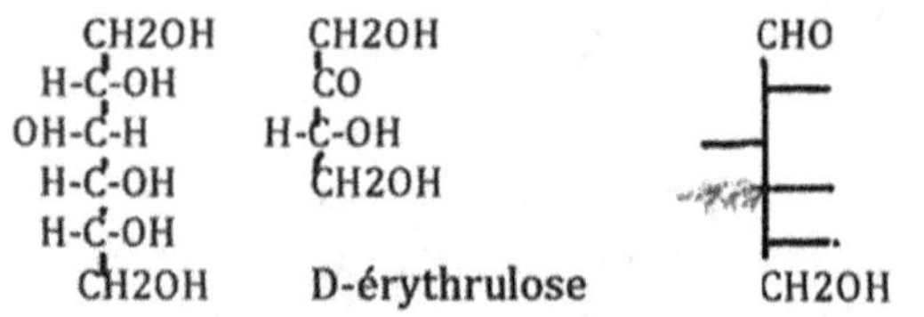

sorbitol **formule simplifiée du glucose**

Fig. 1 Formules développées de sucres et de molécules cités dans le texte.

Dans la forme D-glucose les groupements hydroxyles (OH) de C2, C4, C5 sont à droite et celui de C3 à gauche de la chaîne ; c'est l'inverse dans la forme L. Les formes D et L sont les images l'une de l'autre dans un miroir. Les épimères ne diffèrent que par la configuration d'un seul et même carbone (le D-glucose est l'épimère en C4 du D-galactose, et l'épimère en C2 du D-mannose). La forme cyclique (fig. 2) peut être de type pyrane (hexagonale) ou furane (pentagonale). La fermeture du cycle (dans la représentation de Haworth) fait du carbone 1 un centre avec position du groupement OH du même côté que le groupement CH2OH du C5 (forme bêta) ou inverse (forme alpha). Les molécules à carbone asymétrique ont un pouvoir rotatoire, déviant la lumière vers la droite (dextrogyre) ou vers la gauche (lévogyre).
Le glucose naturel, en solution aqueuse, est un mélange d'une forme aldéhyde (1%), de la forme cyclique pyrane (99%) alpha et bêta, et de traces de forme furane.

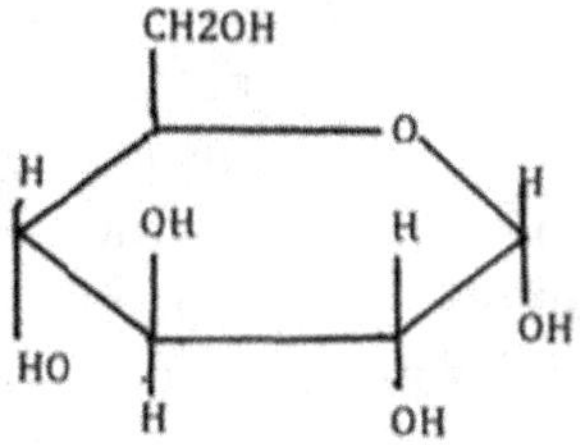

alpha-D-glucopyranose

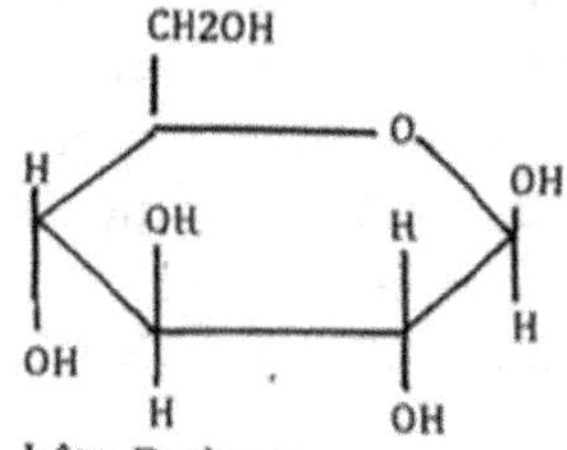

bêta-D-glucopyranose

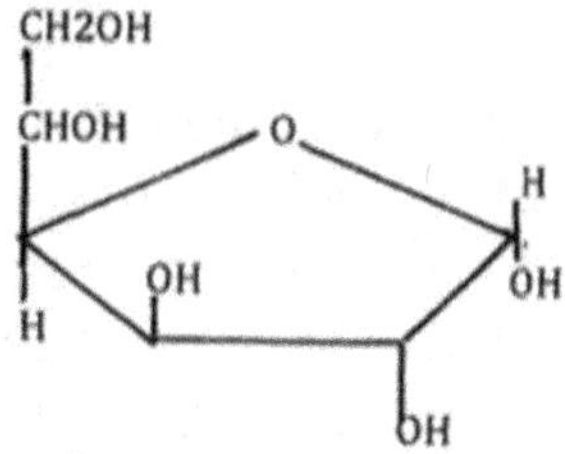

alpha-D-glucofuranose

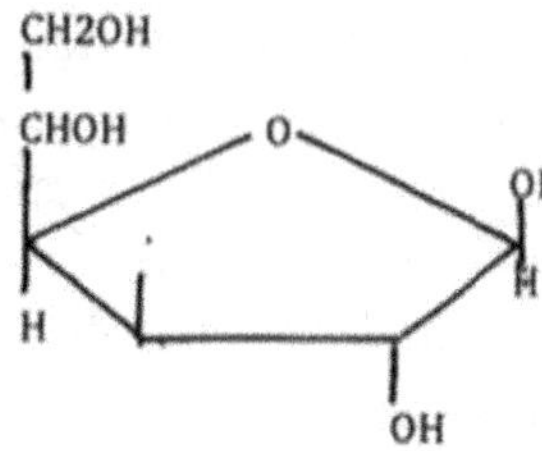

bêta-D-glucofuranose

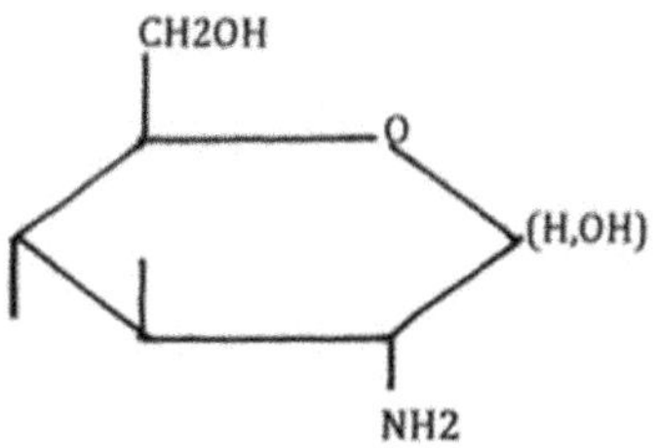

D-glucosamine

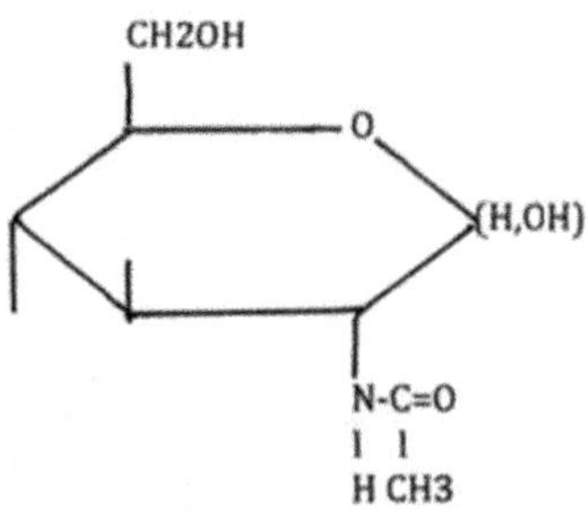

N-acétylglucosamine

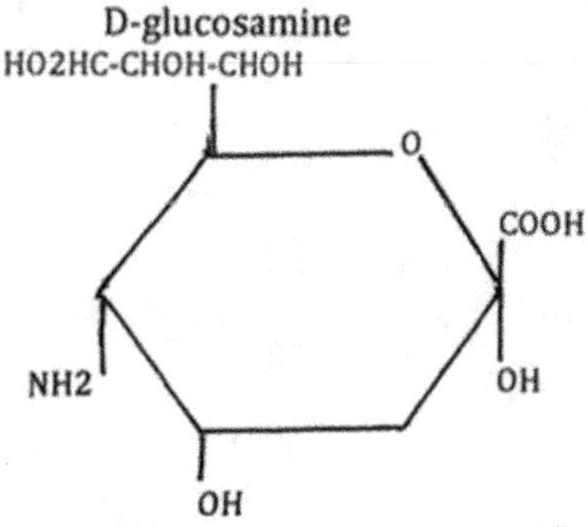

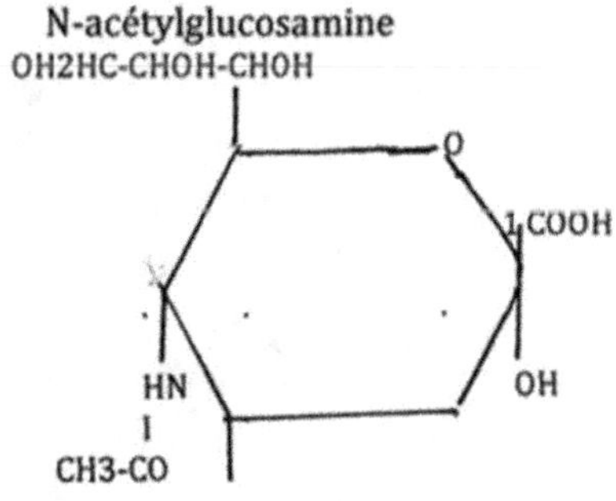

acide neuraminique acide N-acétylneuraminique

Fig. 2 Formules cycliques de sucres simples et dérivés sucrés.

Le fructose ou lévulose, se cyclisant plutôt sous la forme fructofuranose, a un pouvoir sucrant supérieur à celui du saccharose. Majoritaires dans certains fruits (tomates, nèfles), le glucose et le fructose y sont en quantités équivalentes, tandis que, dans les fraises, seul le glucose domine, dans la pomme, seul le fructose, dans la pêche seul le saccharose. Les variations du rapport glucose/fructose dépendent des gènes présents chez les plantes (génotypes).

Découvert dans les baies du sorbier où sa teneur est le double de celle du saccharose, le sorbitol est un sucre-alcool ou alditol (le groupement aldéhyde du sucre est réduit au groupement hydroxyle). Ansi, le D-glucose est le précurseur du D-glucitol ou sorbitol. Il est surtout présent dans les familles des Rosacées et Plantaginacées.
Le mannitol est le plus répandu chez les Dicotylédones (dans 70 familles), surtout chez les Olivacées et les Ombellifèrées.

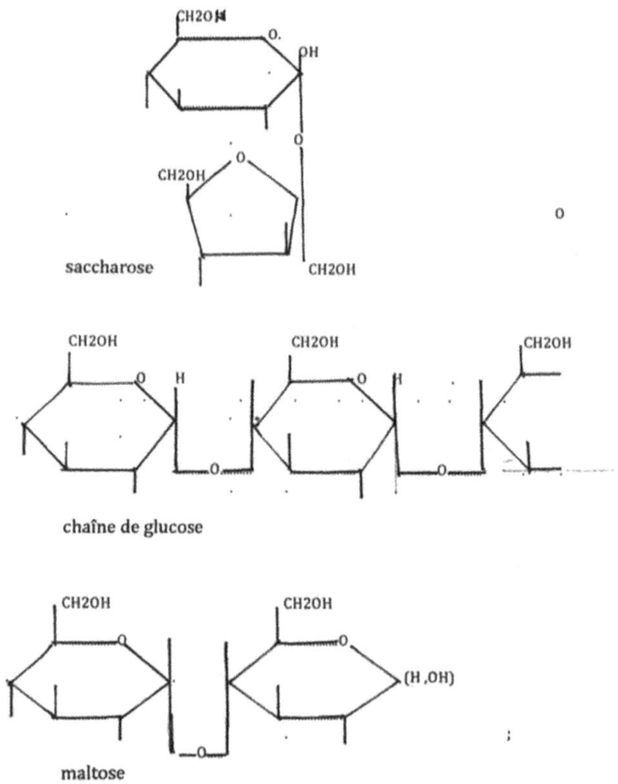

Fig. 3 Formules cycliques de sucres complexes.

2. LES SUCRES COMPLEXES

Les disaccharides sont formés de la combinaison de 2 monosaccharides liés par une liaison glycosidique résultant de l'union de deux groupements hydroxyles (OH) avec perte d'eau. Un des plus importants est le saccharose (une molécule de glucose liée par le carbone 1 au carbone 2 de bêta-fructose, offert dans le commerce sous forme de sucre en morceaux ou en poudre).

Le maltose (union de 2 molécules d'alpha-glucose en position 1,4), est présent dans les graines en germination et la bière, le lactose (une molécule de bêta-galactose en position 1 et une de bêta-glucose en position 4), est présent uniquement dans le lait.

Le saccharose ou sucrose est un alpha-D-glucopyranosyl-(1,2)-bêta-D-fructofuranoside (fig. 3) très utilisé dans l'industrie agroalimentaire (80% dans la nourriture industrielle). Le lactose est un alpha-D-galactopyranosyl-(1,4)-D-glucopyranose présent dans le lait et les produits laitiers. Le maltose (sucre de malt) est un alpha-D-glucopyranosyl-(1,4)-D-glucopyranose (fig. 3), dérivé de l'hydrolyse de l'amidon des céréales en germination (maïs, orge).

Le tréhalose est un alpha-D-glucopyranosyl-(1,1)-alpha-D-glucopyranoside (2 molécules de glucose reliées en 1,1).

La réaction de condensation de deux monomères est facilement réversible, la réaction d'hydrolyse séparant, par addition d'une molécule d'eau, par exemple les deux constituants d'un disaccharide.

Les polysaccharides les plus importants sont chez les plantes : l'amylose (courtes chaînes linéaires, hélicoïdales de 250 à 600 résidus d'alpha-glucose en liaison 1,4), l'amylopectine (chaînes de 800 à 1500 résidus d'alpha-glucose liés en 1,4, avec des ramifications par des liaisons en 1,6 d'autres chaînes d'alpha-glucose), l'amidon composé d'amylose et d'amylopectine (50-70%), la cellulose (enchaînement de bêta-glucose par des liaisons 1,4). Chaque cellule végétale est entourée d'une paroi externe de plusieurs couches de cellulose faites de chaînes linéaires de glucose (liaisons bêta 1,4), souvent renforcées par d'autres substances, ce qui donne la rigidité à la plante. Les fructanes sont des chaînes linéaires ou ramifiées de résidus fructosyles, synthétisées à partir de saccharose par des fructosyltransférases.

L'inuline est formée de chaînes linéaires de fructosyles liés en bêta 2,1, avec une molécule terminale de saccharose.

Appartenant à une famille de fibres alimentaires (les fructanes), digérées dans l'intestin par les bactéries, l'inuline est présente chez diverses plantes, notamment la chicorée, le topinambour, l'artichaut. Dans le type Levan, les fructosyles sont liés en bêta 2,6 avec glucose terminal. Les glucomannanes, hétérosides de glucose et de mannose, peu ramifiés, composent les hémicelluloses des parois végétales.

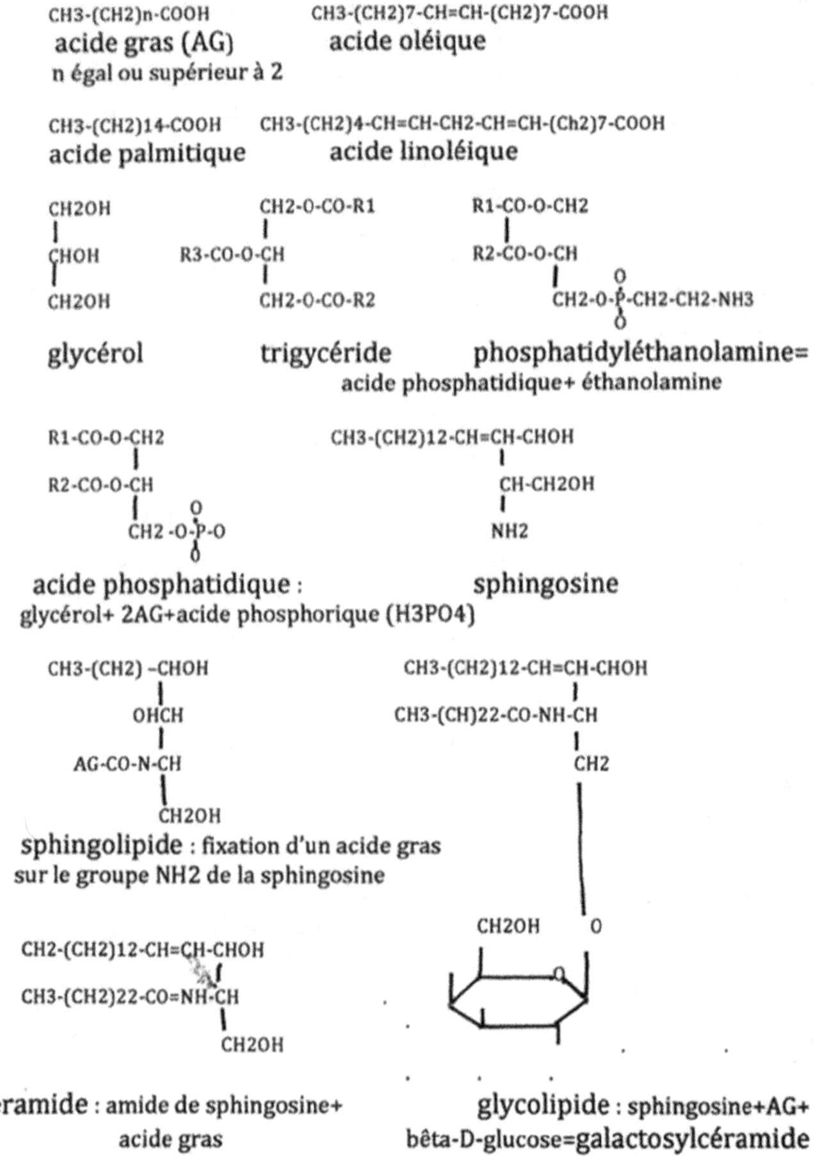

Fig. 4 Formules de lipides cités dans le texte.

Chez les animaux, le glycogène, constitué de chaînes de glucoses liées en 1,4 (fig. 3) avec des branchements en 1,6 tous les 8-10 résidus glucosiques, est une forme de stockage de l'énergie dans le foie et dans les muscles.

3. LES ASSOCIATIONS MOLÉCULAIRES SUCRÉES

Les oses peuvent être associés à des protéines (glycoprotéines) ou à des lipides complexes (lipoprotéines).
Dans les glycoprotéines, la liaison du glucide, par action de glycosyltransférases spécifiques, se fait au niveau d'un groupement hydroxyle (liaison O-glycosidique au niveau de l'acide aminé sérine ou thréonine, qui a lieu dans le Golgi, ou liaison C-glycosidique au niveau de l'acide aminé tryptophane) ou sur le groupement amine (NH2) de l'asparagine (liaison N-glycosidique qui a lieu dans le réticulum endoplasmique). Les glycoprotéines sont réparties dans les tissus (collagène ..) et les liquides biologiques.
Les glycosaminoglycanes (GAG) ou mucopolysaccharides sont des polyosides hétérogènes (fig. 2) : les galactosaminoglycanes sont les chondroïtines sulfates (répétitions d'unités N-acétylgalactosamine associées à l'acide glucuronique), et les dermatanes sulfates (N-acétylgalactosamine associée à deux formes épimériques : acide glucuronique/iduronique). Les kératanes sulfates sont des unités de galactose et N-acétylglucosamine liées en bêta (1,4) et bêta (1,3). Les glucosaminoglycanes sont l'acide hyaluronique (répétition d'unités acide glucuronique-N-acétylglucosamine), les héparanes-sulfates (acide iduronique-N-acétylglucosamine), l'héparine. Ils sont situés dans les tissus de soutien de l'organisme, mais ils jouent aussi un rôle dans l'adhésion et la signalisation. Plus de 300 protéines interagissent avec les GAG qui sont des acteurs majeurs de la régulation cellulaire et physiologique.

Alors que les lipides simples (glycérides, cérides, stérides) ne sont formés que d'atomes de carbone, hydrogène, oxygène, les lipides complexes ont, en outre, du phosphore, de l'azote, du soufre, du sucre (fig. 4). Ce sont des glycérophospholipides (glycérol+2chaînes d'acides gras AG+phosphore+alcool), des sphingolipides.
Ils sont répartis dans les membranes cellulaires, jouant un rôle structural, mais aussi de récepteur et de messager secondaire.

Ils comprennent les céramides (amide de sphingosine+AG), les sphingomyélines (céramide+phosphate+alcool aminé), les sulfatides (cérébrosides avec oses sulfatés) et les glycolipides (sphingosine+acides gras+sucre). Ces derniers sont des galactosyl-céramides (cérébrogalactosides : sphingosine+AG+bêta-D-galactose), des glucosylcéramides = cérébroglucides (sphingosine+AG+bêta-D-glucose) ou des gangliosides = oligosylcéramides (sphingosin+AG + chaîne de plusieurs oses ou de dérivés d'oses, terminée par un ou plusieurs résidus d'acide sialique = NANA : N-acétyl neuraminique acide).

II. LES SOURCES DE GLUCIDES

La vie n'existe que par un flux continu d'énergie. L'énergie nécessaire aux réactions métaboliques de la cellule provient de la dégradation des glucides et des acides gras, fournissant des molécules riches en énergie directement mobilisable, notamment les molécules d'adénosine triphosphate ou ATP.
L'alimentation apporte à l'organisme les sucres (glucides) qui sont une source d'énergie mais aussi des éléments de structure (cellulose..) ou de communication (polyosides), ou des parties de molécules complexes (acides nucléiques, glycoprotéines...). Les aliments riches en glucides sont les céréales, les légumes verts et secs, les fruits, les produits laitiers. Les principales plantes sucrières sont la canne à sucre et la betterave à sucre.

1. LES PLANTES SUCRIÈRES

La canne à sucre (*Saccharum officinarum*) est une monocotylédone, graminée tropicale de la famille des Poacées. Le jus de ses tiges contient 70% d'eau, 14% de saccharose, 14% de matières ligneuses et 2% d'impuretés. La canne à sucre fournit 70 à 80% de la production mondiale de sucre. La betterave à sucre (*Beta vulgaris*) est une Chénopodiacée dont la racine contient 75% d'eau, 15 à 18% de saccharose, 4-5% de pulpe et 2-3% de produits non sucrés.
La sève de certains érables (*Acer nigrum, Acer saccharum, Acer rubrum*) contient 2-3% de saccharose, celle *d'Agave equilana* principalement du fructose, comme dans la sève du Palmier à sucre. Le fructose est présent dans les fruits, le maïs, le maltose dans le malt. La feuille de *Stevia* (plante d'Amérique du S) renferme un produit ayant un pouvoir sucrant 300 fois supérieur à celui du saccharose. Les boutons floraux du cocotier contiennent du saccharose.
Les grains de maïs, de blé, de riz, de sorgho sont les principales sources d'amidon, avec des teneurs respectives de 87g pour 100g, 74g, 71g, 65g. Dans les céréales il y a 60 à 75% d'amidon, sous forme de granules enrobés de glutéines et prolamines, 8-14% de protéines, 5% de lipides+eau, vitamines, minéraux, antioxydants. Dans 100 g de rhizome de pomme de terre (*Solanum tuberosum*) il y a 17g de glucides, essentiellement de l'amidon (90%) et un peu de fructose et de glucose. Dans la patate douce il y a 20g de glucides pour 100g, dont 4 de sucres.

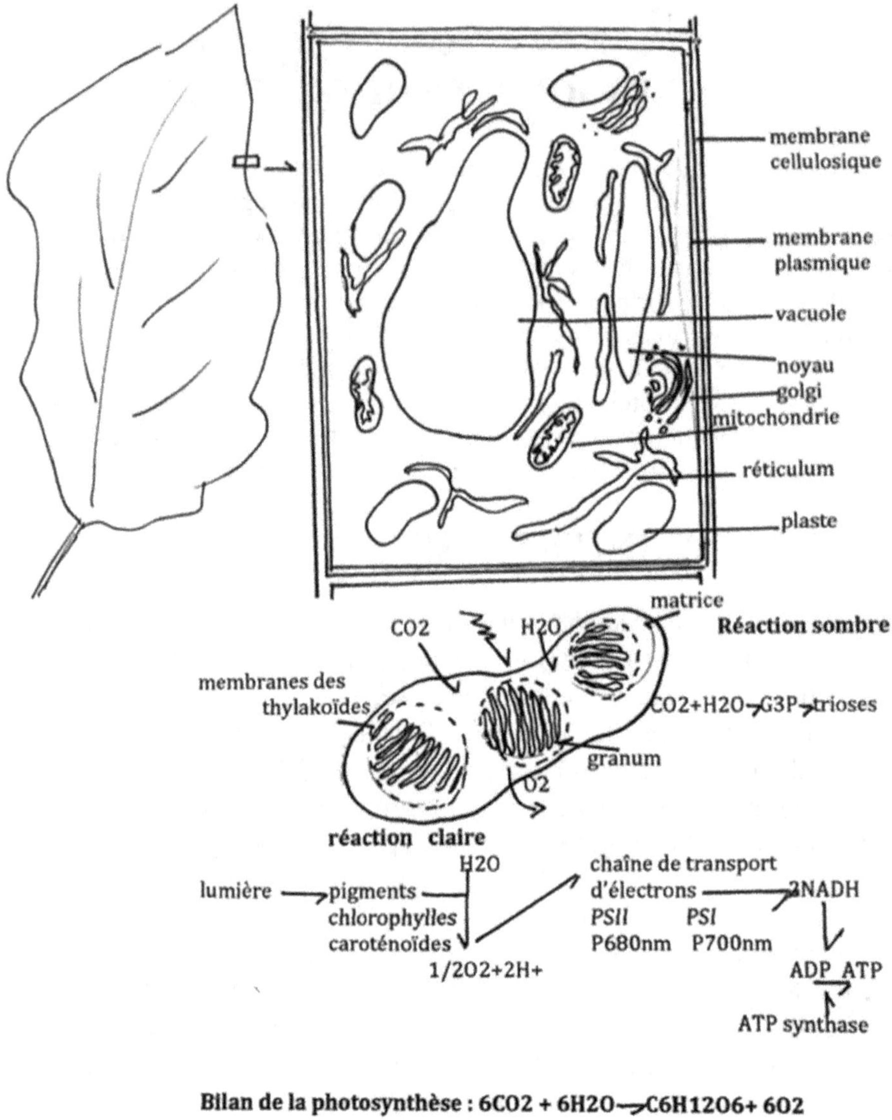

Fig. 5 Schémas d'une cellule végétale, d'un chloroplaste et résumé de la photosynthèse.
La cellule végétale est caractérisée par une paroi cellulaire épaisse, cellulosique, doublant la membrane plasmique, par une grande vacuole remplie de différents solutés, et dans les cellules chloroplastiques (par exemple, du parenchyme foliaire) par des chloroplastes photosynthétiques.

Les autres composants (noyau, réticulum, golgi, mitochondries, lysosomes, cytosquelette) sont semblables à ceux des cellules animales.
La photosynthèse est la conversion (en présence d'eau puisée par les racines et transportée dans la sève brute), de l'énergie lumineuse captée par les plastes, en énergie chimique permettant (en présence de gaz carbonique atmosphérique), la synthèse de sucre, avec le rejet d'oxygène. Elle se fait en deux phases. Dans la première (réaction claire), au niveau des membranes des thylakoïdes des chloroplastes des cellules, sous l'effet de la lumière absorbée par les pigments (chlorophylles et caroténoïdes), les électrons sont transportés à travers deux photosystèmes (PS II et PSI) pour aboutir à la production d'ATP (molécule riche en énergie) et NADPH,H+. Au cours de la deuxième phase (réaction sombre), dans la matrice des chloroplastes, les molécules de NADPH et d'ATP sont utilisées, en présence du CO2, pour la synthèse de glucides transportés dans la sève élaborée des vaisseaux du phloème.

L'amidon dans les graines, racines ou tubercules, est un mélange d'amylopectine organisée en feuillets dans une masse amorphe d'amylose. Le saccharose est associé dans les racines, les fruits, le nectar des plantes, à un triholoside : le raffinose (C18, H32, O16) composé de glucose, galactose et fructose.

2. LA PHOTOSYNTHÈSE

Le sucre est synthétisé par les plantes vertes à partir de gaz carbonique et d'eau, grâce à la lumière et à des pigments (chlorophylles, pigments caroténoïdes) au cours de la photosynthèse. Les réactions de la photosynthèse s'effectuent d'abord dans une phase lumineuse, faisant intervenir des entonnoirs à lumière (antennes).
Elles captent les photons pour produire de l'acide triphosphorique (ATP) et du nicotinamide adénine dinucléotide phosphate (NADPH) qui sont utilisés ensuite pour transformer le gaz carbonique en sucre, pendant une phase sombre.

Les plantes vertes fabriquent les sucres par photosynthèse au niveau des chloroplastes. Ce sont des organites cellulaires possédant, sous une double membrane externe, leur propre système de synthèse protéique.

Ils sont porteurs de replis membranaires (les thylakoïdes) empilés en plusieurs amas (granas) dans un stroma interne, qui sont le siège de la photosynthèse (fig. 5). Nécessitant de la lumière, de l'eau et du dioxyde de carbone, la photosynthèse se réalise en deux phases :

1. une phase claire au cours de laquelle l'énergie lumineuse des photons est transformée en énergie chimique par un ensemble de réactions photochimiques transportant les électrons à travers deux photosystèmes, pour produire de l'ATP (acide triphosphorique) et du NADPH (nicotinamide adénine dinucléotide phosphate).
2. une phase sombre (cycle de Calvin) au cours de laquelle l'ATP et le NADPH sont utilisés pour la conversion du CO2 et de l'eau en glucides.

Dans la phase claire au niveau des membranes des thylakoïdes, l'énergie lumineuse absorbée par les chlorophylles a, b et les caroténoïdes, est transmise à un centre réactionnel contenant une chlorophylle a présente dans un complexe (chlorophylle + caroténoïdes + protéines + plastoquinones + cytochromes) qui absorbe à 680 nm, capable de céder ses électrons au premier accepteur de la chaîne d'accepteurs d'électrons qui est la chlorophylle A° (chlorophylle a modifiée).

Les électrons passent dans le complexe des cytochromes où ils induisent dans l'espace intrathylakoïdien un gradient de protons qui permet à une ATP synthase de produire de l'ATP (photosystème II). Les électrons sont transmis au complexe P700 (avec chlorophylle qui absorbe à 700nm). Captés par l'accepteur primaire du photosystème I, la phéophytine, ils sont transportés jusqu'à la ferrodoxine, puis la NADP réductase qui réduit NADPH+ en NADP + H+. Au niveau du PSII la molécule d'eau subit sous l'action de la lumière une oxydo-réduction libérant des électrons capturés par le PSII, des protons participant au gradient de protons, et de l'oxygène qui ira dans l'atmosphère (H20--->2H+ + 1/2O2 + 2é).

Dans la phase sombre, l'assimilation du CO2 se fait par fixation du CO2 sur du ribulose-biphosphate RuBP par l'enzyme rubisco (ribulose biphosphate carboxylase oxygénase) pour donner deux molécules de 3-phosphoglycérate.

Ce dernier est phosphorylé par l'ATP en acide biphosphoglycérique réduit par NADP en 3-phosphoglycéraldéhyde (G3P) qui sera transformé en glucose, puis en saccharose (forme de transport aux organes, dans la sève) ou en amidon (forme de mise en réserve).

Le grain d'amidon est constitué de couches concentriques digérées pendant la nuit.
Dans ce cycle de Calvin, le RuBP est régénéré grâce à un ensemble de réactions faisant intervenir à partir des C3P trioses phosphate, des sucres en C6, C4, C7. Ensuite, le fructose 6P est transformé en glucose 6 biphosphate, puis glucose 1BP et ADP-glucose menant à la formation d'amidon qui s'accumule dans le plaste devenant un amyloplaste.
Dans la photosynthèse type C4 (celle du maïs, du sorgho, de la canne à sucre...), il n'y a pas fixation directe et unique du CO2 par la rubisco sur le RuBP, mais d'abord, dans les cellules du mésophylle, intervention d'une phosphoénolpyruvate carboxylase (PEP) qui fixe le C02 atmosphérique sur l'oxaloacétate qui est réduit en malate. Dans les cellules de la gaine périvasculaire, le malate est décarboxylé par une enzyme malique NADP+ dépendante, libérant le CO2, du pyruvate et du NADPH. C'est le malate qui est ainsi le fournisseur du CO2 et de NADPH nécessaires au cycle de Calvin.
Des trioses phosphate sont exportés dans le cytoplasme de la cellule. Là, deux trioses phosphate se condensent en une molécule de fructose -1,6 biphosphate. Une fructose-1,6 biphosphatase, en présence d'eau, transforme le fructose-1,6 BP en fructose 6P, tandis qu'une pyrophosphate-fructose-6-P1-phosphotransférase, en présence de phosphore, peut faire la réaction inverse.
Le fructose-6-BP devient du glucose-6-BP sous l'action d'une glucose-6-BP isomèrase. Une phosphoglucomutase transforme le glucose-6-BP en glucose-1-BP qui, en présence d'UTP et d'une UDP-gluco-pyrophosphorylase, donne de l'UDP-glucose qu'une saccharase-phosphate-synthase associe avec du fructose pour former du saccharose.
La synthèse cytoplasmique de sorbitol et de mannitol se ferait à partir de l'oxydation des trioses phosphate produits dans le chloroplaste.

3. LES SOURCES ANIMALES DU SUCRE

a. Le lait et les produits laitiers

Le lait de femme contient 69g/l de lactose (soit 85% des glucides et 7% des composants) contre 44g/l pour le lait de vache. Le pouvoir sucrant est faible (20).

b. Le miel

Elaborés par les abeilles, à partir de la digestion du nectar des fleurs ou du miellat, par la salive et les enzymes digestives, les miels sont mono- ou polyfloraux, de saveurs diverses selon leurs origines florales et géographiques. Ils contiennent 80% de glucides (fructose, glucose, mannose).

4. LES ÉDULCORANTS

Les édulcorants (au sens strict, substances qui donnent une saveur douce, par extension une saveur sucrée, sans apport de calories ou d'une façon négligeable), sont naturels ou synthétiques. Les édulcorants synthétiques ont une saveur sucrée élevée et certains sont largement utilisés dans les aliments transformés.
L'aspartame, dipeptide formé par de l'acide L-aspartique et de la L-phénylalanine, E951 dans la classification des additifs alimentaires, a été jugé, par l'Autorité européenne de sécurité des aliments, sans danger (2013), à condition de respecter la dose journalière admissible (DJA) de 40mg par kg de poids corporel. Son pouvoir sucrant est de 200 fois celui du saccharose. La saccharine (acide cyclohexane-sulfonique) n'a un pouvoir sucrant que 30 à 50 fois supérieur à celui du saccharose.
Par contre, le sucralose ou trichlorosucrose (E955) a un pouvoir sucrant 400 fois plus élevé que celui du saccharose, mais sa DJA est de 5mg/Kg. Le cyclamate (acide cyclohexanesulfonique), E952, a un pouvoir sucrant 40-50 fois celui du saccharose et une DJA de 131. L'advantame (E969), mélange d'aspartame, de vaniline, de palladium et de platine, a un pouvoir sucrant 100 fois plus élevé que celui de l'aspartame et 30.000 fois plus grand que celui du saccharose. Sa DJA est de 5.
Les stéviols, glycosides extraits de la plante d'Amérique du Sud (Paraguay, Chili), *Stevia rebaudiana*, sont 300 fois plus sucrants que le saccharose (DJA : 7,9). Purifiés, ils sont le E960, de DJA 4. Le sirop d'Agave, plante du Mexique, est très concentré en fructose (56% contre 20% de glucose, ces proportions variant selon l'espèce d'Agave).

Le sirop de maïs, obtenu par transformation du glucose du maïs en fructose (dont la teneur peut atteindre 90%) est largement utilisé dans les produits transformés, en raison de son faible coût.
Le sirop de riz, produit à partir de l'amidon du riz, est à base de glucose et de maltose, mais sans fructose.

III. LA PERCEPTION DU GOÛT SUCRÉ

Les causes des préférences alimentaires sont génétiques, physiologiques, culturelles. La perception du goût des aliments résulte de la combinaison de plusieurs stimulus. La perception de la saveur sucrée passe par le récepteur T1R2/T1R3 des papilles gustatives de la langue. La variabilité de la perception au goût sucré serait pour 30% d'origine génétique, avec de grandes variations interindividuelles liées au polymorphisme des allèles des gènes des sous-unités des récepteurs. Les sucres activent le circuit de la récompense induisant le plaisir, mais ils ne peuvent pas être qualifiés de drogues.

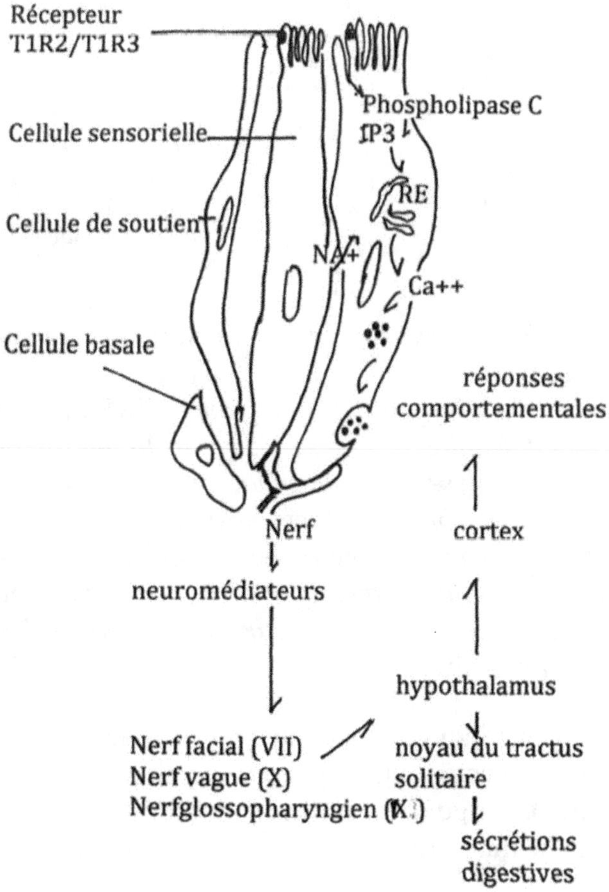

Fig. 6 Schéma d'un bourgeon du goût.
L'activation des récepteurs T1R2/T1R3 des cellules sensorielles aboutit à une entrée massive de calcium qui déclenche l'exocytose des

neuromédiateurs. Chaque fibre nerveuse forme des synapses avec plusieurs cellules réceptrices.

Les fibres gustatives cheminent dans trois nerfs (facial, vague, glossopharyngien) qui pénètrent dans le bulbe (noyau gustatif, partie du noyau du tractus solitaire) et font relais dans le noyau ventral postérieur médian de l'hypothalamus, avant de se projeter dans le cortex.

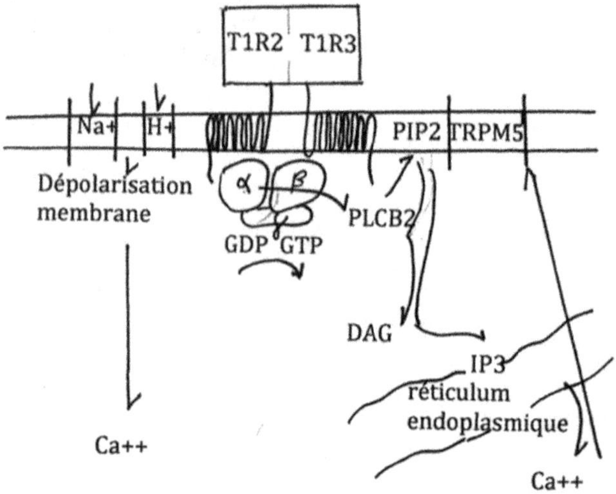

Fig.7 Schéma des voies de la signalisation calcique dans la perception gustative.

La fixation de glucose sur le récepteur T1R2/T1R3 dissocie le complexe G dont l'unité alpha se fixe sur la phospholipase CB2 (PLCB2) qui hydrolyse le phosphatidylinositol-4,5 biphosphate (PIP2) en diacylglycérol (DAG) et inositol triphosphate (IP3). La fixation d'IP3 sur son récepteur de la membrane du réticulum endoplasmique provoque l'augmentation cytosolique du taux de calcium, ouvrant le canal TRPM5, ce qui entraîne une dépolarisation du potentiel membranaire.

Le terme de flaveur indique les contributions sensorielles des odeurs et des saveurs qui forment une perception globale (goût et odeur sont complémentaires). Le goût est la perception des sensations lors de la stimulation des cellules réceptrices par les composés sapides (ayant une saveur).

Les TRCs (taste receptor cells) de la langue et du palais sont dans les bourgeons du goût (fig. 6), groupés en papilles gustatives et constitués

de 4 types de cellules, les cellules de type I et II permettant la détection des produits sapides.
Dans l'hypothèse across-fibre-pattern, les cellules réceptrices individuelles détectent plusieurs saveurs, la plupart des cellules sensorielles répondent à plusieurs produits (sucre, sel, acide ..), la fibre nerveuse afférente comporte des informations pour plus d'une modalité du goût et c'est l'ensemble des potentiels des cellules des bourgeons du gôut qui détermine pour chacun d'eux la forme du signal initial. Dans l'hypothèse labelled line (la plus acceptée) les cellules réceptrices sont strictement spécialisées dans le codage d'une seule saveur.
Le sucré (référence le saccharose) est l'une des cinq saveurs, avec le salé (chlorure de sodium), l'acide (citron), l'amer (quinine) et l'umami (le savoureux, produit par le mélange de L-glutamate de sodium, inosine-5'-monophosphate, guanosine-5-monophosphate).
Comparativement à l'amertume, le seuil de sensibilité au saccharose est très élevé (10 millimolaires : 0,01M).
Les deux récepteurs hétérodimères TIR2/TIR3 des composants sucrés, TIR1/TIR3 des composants umamisants, ont en commun la sous-unité TIR3 (taste 1 receptor member 3). Le récepteur T1R3 est localisé sur des papilles gustatives de la langue, mais aussi sur des zones chémosensorielles du tube digestif, du pancréas, du rein, des testicules, de certaines régions du cerveau.
Il appartient au groupe des RCPG, récepteurs liés aux protéines G. Possédant 7 domaines d'interaction différents avec les ligands, il peut répondre à une grande variété de composants sucrants : sucres, peptides (aspartame, D-tryptophane), protéines (brazzéine, monelline, thaumatine), diverses substances (stevia, saccharine, cyclamate) et des ions (zinc, plomb).
Sucré, umami et amer ont une voie de transduction commune : TRPM5 (transient receptor potential M5). La fixation d'un glucide sur le récepteur d'une cellule de type II stimule la dissociation du complexe G alpha gustcidine, G bêta gustcidine, G gamma gustcidine, stimule la phospholipase bêta2 qui dégrade le phosphoinositol 4,5 biphosphate en diacylglycérol et inositol triphosphate. Ce dernier se fixe sur son récepteur au niveau du réticulum endoplasmique, qui contrôle l'ouverture d'un canal (TRPM5, transport receptor potential caation channel subfamily M) de la membrane plasmique (fig. 7). L'entrée de cations accroît le taux de calcium intracellulaire, activant le passage d'ATP (adénosine triphosphate) sur les cellules de type III

où il se transforme en AMPc (adénosine monophosphate cyclique) ouvrant les canaux ionophores permettant l'entrée des ions calcium. L'augmentation massive de calcium intracellulaire déclenche l'exocytose des neuromédiateurs à l'origine du signal gustatif *via* la dépolarisation cellulaire dépendante de canaux TRPM5 (fig. 6).
Est ainsi rendue possible la libération du neurotransmetteur qui envoie le message au cerveau *via* trois nerfs principaux : le nerf facial (nerf cranien VII) par la corde du tympan, le glossopharyngien (nerf cranien IX), le pneumogastrique (nerf cranien X) par une branche du vague. Suivent les relais : noyau du tractus solitaire dans le bulbe, noyau ventral postérieur médian du thalamus, aire gustative primaire située dans le lobe pariétal, puis l'hypothalamus, l'hippocampe, pour aboutir à la perception consciente de la saveur et donner les réponses comportementales.
Les T1R sont impliqués aussi dans la sécrétion des incrétines (GLP1, GIP des cellules de type L de l'intestin) et de l'insuline pancréatique. Au niveau de la lumière intestinale T1R3 intervient dans le transport du glucose de type SGLT1 (sodium/glucose transporter 1).
Depuis 2000 ans la plante tropicale *Gymnema sylvestre* est utilisée en Inde pour le traitement du diabète. En effet, les acides gymnésiques sont antagonistes du T1R/2/3 humain. Extrait des fèves de café, le lactisole (acide méthoxy-phénoxy-propionique) est aussi un antisucrant. Certains fibrates (acide clofibrique) et certains phénoxyherbicides structurellement semblables au lactisole, ont des effets inhibiteurs des récepteurs T1R1/R3.

Le développement du système gustatif fonctionne dès la 26ème semaine du développement embryonnaire et sa maturation se poursuit jusqu'à l'enfance. Le foetus goûte le liquide amniotique dont les constituants varient selon l'alimentation maternelle, ce qui aura un rôle dans les futures préférences alimentaires de l'enfant qu'il manifeste, dès le premier mois, par des mimiques réflexes spécifiques et universelles. Le sucré induit une sensation de plaisir. L'administration de glucose à la mère accroît la déglutition du liquide amniotique par le foetus. Une néophobie (crainte de manger des aliments nouveaux) se manifeste vers l'âge de 3 ans.

Le goût est héritable, comme le montrent les études précises sur la sensibilité au phénylthiocarbamide, présent chez certains végétaux

(choux de Bruxelles), amer pour les uns (par exemple, américains du SW des USA), sans goût pour les autres (1/3 des Européens).
Cette différence tient aux mutations du gène TAS2R3B (taste receptor type 2 member 3) du chromosome 7 (7q34). Le sucre stimule les cellules réceptrices qui stimulent, à leur tour, une cascade de neurones qui agissent finalement sur le circuit dopaminergique de la récompense. En réponse à la saveur de l'aliment dans la bouche et à sa perception sensorielle, il y a production d'un premier pic de dopamine, neurotransmetteur du circuit de la récompense.
Un second pic est produit lors de l'arrivée de l'aliment dans l'estomac, lié à des régions du cerveau associées aux fonctions cognitives supérieures.
Tout comportement hédonique ne peut être qualifié d'addictif que s'il répond à plusieurs critères dont un désir persistant d'arrêter et une incapacité à pouvoir le faire. Selon l'OMS et le DSMIV (Diagnostic and statistical Manuel), le sucre n'est pas une drogue. Plutôt que d'addiction, la consommation exagérée de sucre (le Français moyen en consomme 25 Kg par an) doit être qualifiée de pulsion comportementale addictive.

IV. LE METABOLISME DES SUCRES

L'organisme vivant est une usine biochimique qui transforme des nutriments (molécules alimentaires) en ses propres constituants et en tire l'énergie nécessaire à ce processus. Le métabolisme est l'ensemble des réactions biochimiques qui s'effectuent selon différentes voies, au cours desquelles les substrats sont transformés rapidement par action de catalyseurs protéiques : les enzymes. Chacune est adaptée à un substrat spécifique auquel elle se lie par son site actif. La vitesse d'une réaction enzymatique peut être modifiée par des effecteurs inhibiteurs ou activateurs. Un inhibiteur compétitif, semblable au substrat, se lie au site actif de l'enzyme, qui ne peut plus alors transformer le substrat. Les enzymes allostériques ont deux ou plusieurs sites de liaison séparés, la plupart d'entre elles ayant un site de liaison et un site régulateur pouvant se lier à d'autres molécules, ce qui modifie la conformation de l'enzyme, donc son activité.

Dans de nombreuses réactions enzymatiques les changements de conformation de l'enzyme permettent des réactions réversibles, le produit devenant substrat et inversement. Des systèmes de régulation distribuent les métabolites aux différentes voies qui en ont besoin.

La régulation rétroactive (le produit final d'une voie inhibe ou active l'enzyme du début de la voie) est un processus général qui permet de contrôler le rendement des différentes voies métaboliques.

1. LA DIGESTION DES SUCRES

Les glucides ingérés sont transformés en sucres simples (monosaccharides et glucose) par la digestion. Quelle que soit la complexité de la molécule de glucide, l'absorption intestinale se fait dans le même laps de temps (donc la distinction entre sucres lents et sucres rapides est erronée). Les nutriments absorbés par l'intestin, collectés et transportés par les capillaires mésentériques, puis la veine hépatoportale arrivent au foie et dans la circulation générale. Après un repas, le sang est riche en glucose, acides aminés et acides gras. Les acides gras sont stockés par le tissu adipeux blanc, les acides aminés par le muscle, et le glucose par le foie sous forme de glycogène.

Dans la bouche, les polysaccharides comme l'amidon sont hydrolysés en disaccharides par une coupure des liaisons alpha 1,4, donnant des dextrines (6 à 8 résidus de glucose avec un ou deux branchements

alpha 1,6), due à l'action d'une alpha amylase salivaire (alpha D-1,4-glucanne glucanohydrolase). Des alpha 1,6 glycosidases (enzyme débranchante) rompent les liaisons 1,6 des dextrines.
La réaction de l'amylase salivaire se poursuit avec une isoenzyme pancréatique. Il y a, en fait, 5 amylases humaines séparables par des anticorps monoclonaux spécifiques, mais différant très peu entre elles et toutes codées dans la région 1q21 (du chromosome 21). Le GRP (gastrin releasing peptid ou bombésine), produit par les cellules P de l'estomac, du duodénum et du jéjunum, stimule la libération de l'amylase pancréatique. Dans l'intestin, les disaccharides sont transformés en monosaccharides par des enzymes de la bordure en brosse des entérocytes (catégorie de cellules de l'épithélium intestinal).
Des maltases hydrolysent le maltose en deux molécules d'alpha-D-glucose, des sucrases le saccharose en alpha-D-glucose et bêta-D-fructose.
Des lactases (bêtagalactosidases) hydrolysent le lactose en béta-D-galactose et alpha-D-glucose (fig. 8). Des isomaltases isomérisent le maltose en isomaltose (ayant une liaison 1,6 au lieu de 1,4).
La fructokinase (présente dans le foie, mais aussi le rein et l'intestin grêle) est la principale enzyme de phosphorylation du fructose. La fructokinase transforme le fructose, en présence d'ATP (acide triphosphorique), en fructose-1-phosphate clivé par une aldolase 2 en phosphodihydroxyacétone (PDHA) et D-glycéraldéhyde. Ce dernier, par action d'une D-glycéraldéhyde kinase, devient du glycéraldéhyde 3P, ouvrant la voie à la formation de triacylglycérols, de phosphoglycérides et de pyruvate, c'est-à-dire à la formation de lipides (lipogénèse). C'est seulement quand la teneur en fructose intracellulaire est exceptionnellement élevée qu'une hexokinase phosphoryle le fructose en fructose 6P.
Le sorbitol produit par réduction du glucose, grâce à une aldohexose réductase, peut être oxydé, par une sorbitol déshydrogénase, en fructose. Cette conversion du sorbitol fournit un substrat à la glycolyse et à la néoglucogenèse.

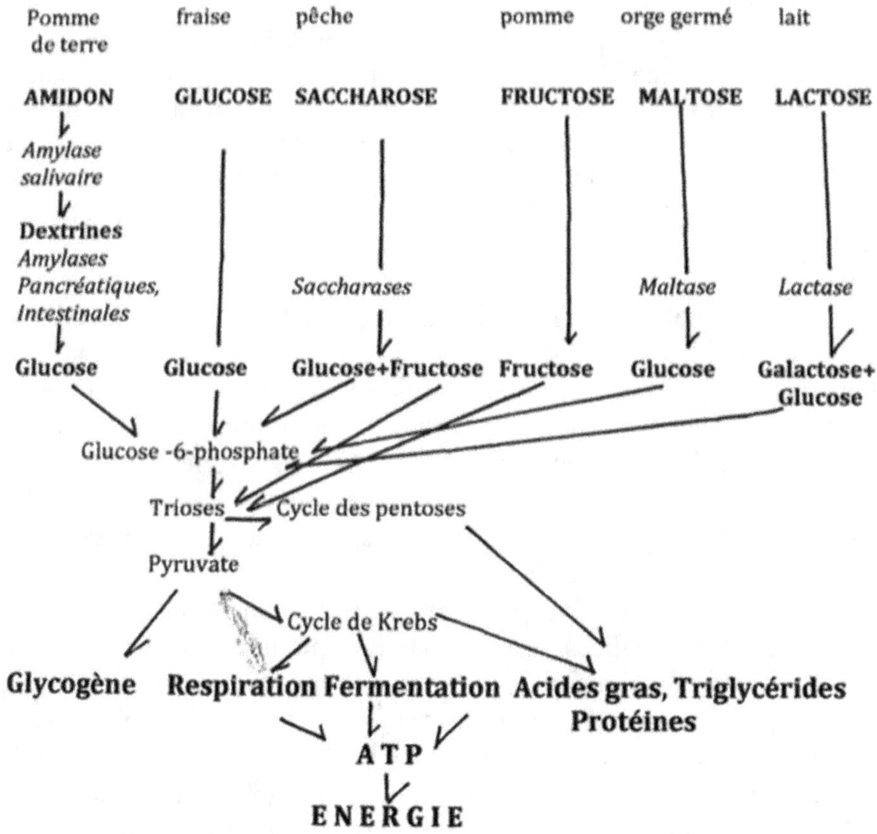

Fig. 8 Effets de la digestion sur les glucides alimentaires.
Sous l'action des enzymes du tube digestif, tous les sucres (fournissant 45% des besoins énergétiques) sont réduits à l'état de sucres simples (monosaccharides) dont essentiellement le glucose. Absorbé et passant dans le sang, le glucose est stocké sous forme de glycogène (surtout dans le foie et le muscle) ou directement dégradé pour fournir de l'énergie. Par la voie du pyruvate (glycolyse) et des réactions de la respiration, de la fermentation, des acides gras, il produit de l'ATP (adénosine triphosphorique), molécule productrice d'énergie par déphosphorylation.

2. LA CIRCULATION CELLULAIRE DU GLUCOSE

Tous les glucides transformés en monosaccharides passent dans le sang qui les transporte aux cellules.

Pour traverser les membranes cellulaires, ils sont pris en charge par des protéines spécialisées : les transporteurs membranaires qui sont de deux familles non apparentées : les SGLT (sodium-glucose transporter) assurant le transport actif et les GLUT (glucose transporter) permettant la diffusion facilitée du glucose. Le glucose et le galactose entrent dans les cellules de l'épithélium intestinal (entérocytes) du côté apical par les SGLT1, le fructose l, par les GLUT 5, et ils passent dans le sang, du côté basal, par les GLUT2.

Une cellule animale (fig. 9) est circonscrite par une membrane (double couche de lipides et de protéines) à travers laquelle se font les échanges avec le milieu extracellulaire, selon une perméabilité sélective, assurant des concentrations intracellulaires des ions et des nutriments différentes de celles du milieu extérieur. Certaines molécules membranaires sont des récepteurs reconnaissant des molécules spécifiques et se liant spécifiquement avec elles (neuromédiateur, hormone...).
Le contenu cellulaire (cytoplasme) comprend un grand nombre de compartiments spécialisés, limités par des membranes. Ce sont : le réticulum endoplasmique (ensemble de cavités de formes diverses, communiquant entre elles, lieux de transport d'ions, de molécules et de synthèse des lipoprotéines et des stéroïdes) dont la paroi externe peut porter des assemblages moléculaires (ribosomes), lieux de synthèse des protéines, avant qu'elles soient acheminées vers l'appareil de Golgi, ensemble de saccules (dictyosomes) où elles subissent des modifications chimiques (glycosylation...) précédant leur sécrétion.
Les lysosomes sont des vésicules contenant des enzymes lytiques (hydrolases acides) assurant les processus de digestion cellulaire, tant des particules ingérées que des organites cellulaires endommagés (autophagie). Les mitochondries sont des organites limités par deux membranes : la membrane interne, formant des replis dans la matrice, porte des molécules associées aux processus de la respiration productrice d'énergie sous forme d'ATP. Les mitochondries possèdent, en outre, leur propre machinerie génétique (ADN, ARN, ribosomes). Dans une cavité du réticulum endoplasmique limitée par une double membrane porteuse de pores en forme d'anneaux, est inclus le matériel nucléaire (nucléofilaments d'ADN + protéines histones + protéines non histones et ribonucléoprotéines dont certaines sont stockées en une masse : le nucléole).

Un cytosquelette de microtubules, d'actine et de filaments intermédiaires a un rôle dans le maintien de la forme des cellules, la signalisation et le trafic intracellulaire.
Avec les SGLT, l'absorption et la réabsorption active du glucose ont lieu au niveau des cellules épithéliales de l'intestin grêle et du tube proximal du néphron, l'énergie nécessaire étant fournie par le co-transport du sodium, qui s'effectue dans le sens du gradient de concentration maintenu par la Na+/K+ ATPase présente sur la membrane basale des cellules. Il y a deux isoformes de SGLT : la SGLT1 (664 acides aminés ; gène au locus 22q13.1 ; dans la bordure en brosse des cellules de l'épithélium de l'intestin et dans la partie distale du tube contourné du néphron; forte affinité pour le glucose et le galactose), la SGLT2 (672 acides aminés ; gène au locus 16p11.2 ; dans la partie proximale du néphron et responsable de 90% de la réabsorption du glucose de l'urine primitive; faible affinité pour le glucose). La sortie des cellules pour gagner le courant sanguin est assurée par GLUT2. Il y a 6 isoformes de GLUT : GLUT 1 (664 acides aminés ; locus 1p35 ; forme la plus répandue dans tous les tissus et le cerveau, avec affinité forte pour le glucose et le galactose, principal transporteur de glucose dans les globules rouges), GLUT2 (522 acides aminés ; locus 3q26 ; dans les hépatocytes, sur les membranes baso-latérales des cellules épithéliales de l'intestin grêle et du tube contourné proximal du néphron ; faible affinité pour le glucose, fructose et galactose), GLUT3 (596 acides aminés ; locus 12p13 ; présente principalement dans le cerveau où elle favorise la fourniture de glucose aux neurones ; forte affinité pour le glucose et le galactose), GLUT 4 (509 acides aminés ; locus 17p13 ; spécifique des tissus insulino-sensibles, gagnant la membrane plasmique en réponse à l'insuline pour permettre l'entrée massive de glucose ; largement majoritaire dans des vésicules de la cellule adipeuse ; forte affinité pour le glucose ; la liaison de l'insuline avec son récepteur membranaire déclenche une accélération du mouvement des vésicules intracellulaires porteuses de GLUT4 vers la membrane plasmique où s'intègrent alors les transporteurs, fig. 16), GLUT 5 (501 acides aminés ; locus 1p31 ; principalement dans les entérocytes et les spermatozoïdes ; affinité pour le fructose), GLT 7 (28 acides aminés ; locus 1p36 ; ferait partie du complexe enzymatique glucose-6-phosphatase des hépatocytes).

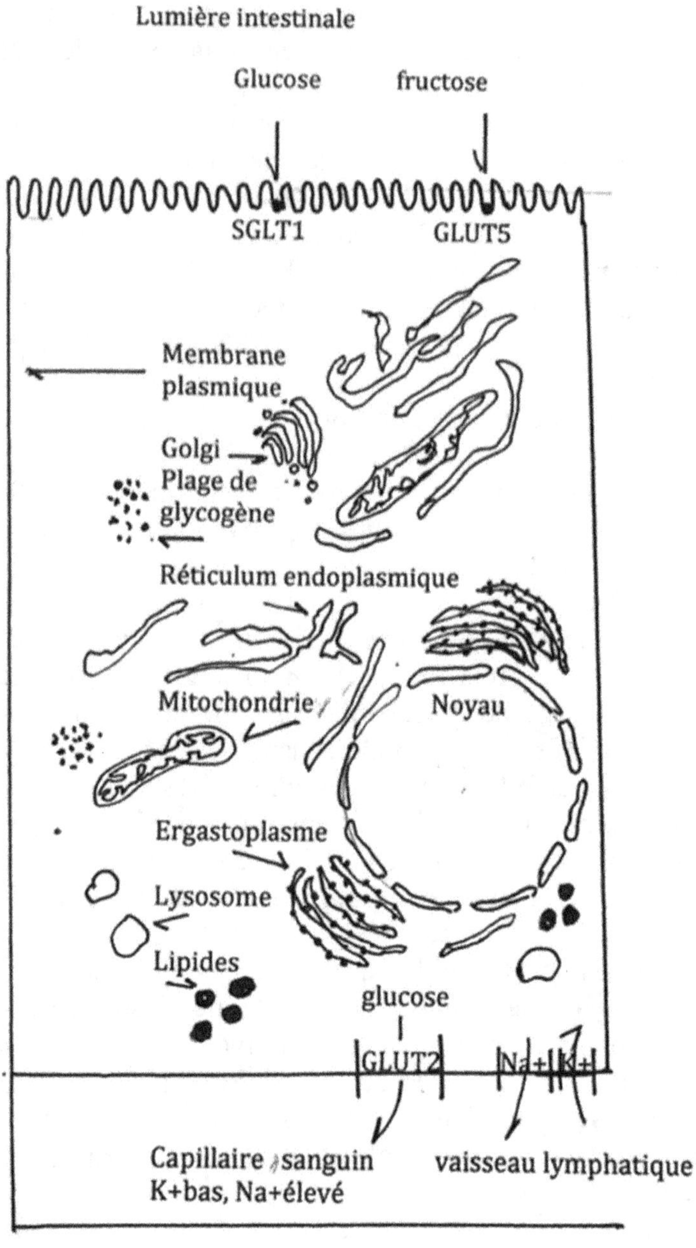

Fig. 9 Schéma des organites et composants d'une cellule épithéliale de l'intestin (entérocyte).
Le glucose, issu de la digestion, entre dans la cellule par les canaux SGLT1 et GLUT5 de la membrane plasmique, double couche de lipides et de protéines réglant le transfert de substances entre l'extérieur et l'intérieur de la cellule.

Le réticulum endoplasmique dont les membranes sont le siège de nombreuses réactions, forme l'enveloppe nucléaire. Le noyau contient le matériel génétique sous forme de molécules d'ADN (acide désoxyribonucléique).
Les ribosomes sont des complexes d'acide ribonucléique (ARNr), siège de la synthèse des protéines codées par les gènes nucléaires. Lorsque les ribosomes sont portés sur les parois du réticulum, ce dernier prend le nom d'ergastoplasme. Les vésicules de l'appareil de Golgi, sacs membranaires dans lesquels des molécules sont modifiées avant leur excrétion, peuvent fusionner avec des vésicules du réticulum lisse. Les lysosomes sont des sacs d'enzymes hydrolytiques qui fusionnent avec les vésicules contenant des substances à digérer (phagosomes). Les mitochondries, vésicules à double membrane, sont le siège de la respiration cellulaire avec son apport énergétique d'ATP.
L'entrée du galactose dans les cellules non insulinodépendantes, est facilitée par les GLUT1 et GLUT 2. Le galactose est alors, en présence d'ATP, phosphorylé en galactose 1 P par une galactokinase. De l'UDP-galactose est formé par transfert entre l'UDP-glucose et le galactose-1P, grâce à l'UDP-glucose-galactose-1P-uridyltransférase. Il en résulte la formation de glucose-1P phosphorylable en glucose-6P ouvrant la voie de la glycolyse. L'UDP-galactose devenant de l'UDP-glucose conduit à la synthèse de glycogène ou de glycolipides, glycoprotéines, glycosaminoglycanes.

3. LA GLYCOLYSE

Le glucose absorbé peut être immédiatement mobilisé, oxydé en pyruvate (glycolyse) dans le cytosol de toutes les cellules. Il peut aussi être stocké sous forme de glycogène (glycogenèse) dans le foie et dans le muscle ou de graisses (lipogenèse) dans le tissu adipeux et le foie.
Trois enzymes sont importantes dans la régulation de la glycolyse : l'hexokinase, la phosphofructokinase et la pyruvate kinase.
En milieu oxygéné (aérobie), la glycolyse aboutit dans les mitochondries, lieux de la respiration cellulaire, à la formation de gaz carbonique, d'eau et d'adénosine triphosphorique ATP (2+34 mole d'ATP pour 1 mole de glucose). En milieu anaérobie (sans oxygène), elle produit (fermentation) de l'acide lactique (lactate) et de l'ATP (2 moles d'ATP par mole glucose + 2 lactate). L'ATP, molécule de transfert énergétique, est le fournisseur d'énergie pour les réactions biochimiques, dont la contraction musculaire.

Lors de la transformation d'ATP en ADP (acide diphosphorique), la perte de la liaison phosphore libère de l'énergie immédiatement disponible pour une réaction en nécessitant. La glycolyse est activée quand il y a excès d'ADP, d'AMP, d'insuline, et alcalose du sang. Elle est inhibée quand il y a excès d'ATP, de citrate, de glucagon, d'adrénaline et acidose du sang.

Dans le cytoplasme, en présence d'ATP et sous l'effet de la glucokinase (isoforme IV de l'hexokinase) dans la cellule hépatique, ou de l'hexokinase dans les autres cellules, le glucose est phosphorylé en glucose-6-phosphate (G6P). Si le glucose provient de l'hydrolyse du glycogène, il est à l'état phosphorylé (GP1) et alors transformé en G6P par une phosphoglucomutase. L'activité de la glucokinase est inhibée par la protéine GKRP (glucokinase regulatory protein) avec laquelle elle forme un complexe.

Selon les besoins de la cellule en ribose-5-phosphate (précurseur des acides nucléiques et de coenzymes) ou de NADPH (nicotinamide adénine dinucléotide phosphate), le G6P est engagé dans la voie de la glycolyse (suite de réactions transformant le glucose en pyruvate) ou dans la voie des pentoses (qui représente 30% de l'oxydation du glucose dans la cellule hépatique). Pour la glycolyse (cycle d'Embden-Meyerhof), le G6P est transformé par une 6-phosphoisomérase en fructose-6-phosphate devenant, en présence d'ATP, du fructose 1,6 biphosphate par action d'une 6-phospho-fructokinase (fig. 10). Une aldolase 1 transforme le fructose 1,6 P en glycéraldéhyde 3P, et en dihydroxyacétone devenant du glycéraldéhyde 3P.
Cela aboutit, par action d'une pyruvate kinase, à du pyruvate qui a plusieurs issues possibles.
La transcription du gène codant pour la pyruvate kinase est sous le contrôle d'un facteur de transcription ChREPB (carbohydrate responsive element binding protein) qui, suite à l'action d'une protéine PP2A (protein phosphatase 2 A xylulose-5-phosphate*)*, en excès de glucose, active la transcription du gène, ce qui accroît la production d'acétylCoA.
Dans les mitochondries, le pyruvate, en présence d'oxygène et de NAD (nicotinamide adénine dinucléotide), par décarboxylation oxydative forme, avec le coenzyme A, l'acétylcoenzyme A, du gaz carbonique et du NADH, H+ (forme réduite du NAD) grâce à une pyruvate déshydrogénase (PDH).

Produit carrefour, l'acétylCoA, dans la cellule pancréatique bêta, peut entrer dans le cycle des acides tricarboxyliques (cycle de Krebs, fig.11A, 11B). Il convertit le pyruvate en CO2 et coenzymes réduites NADH, FADH2 (flavine adénine dinucléotide) et permet la respiration cellulaire où un transit des protons H et des électrons se fait dans une chaîne d'une cinquantaine de protéines des membranes mitochondriales, du NAD à bas potentiel redox à l'oxygène à haut potentiel. Par passage dans quatre complexes de la membrane interne des mitochondries, les électrons, à partir du NADH2 et FADH2, sont transférés, au cours de réactions d'oxydo-réduction jusqu'à l'accepteur final : l'oxygène. Ce processus est couplé à la création d'un gradient transmembranaire de protons et la dissipation de ce gradient par l'ATP-synthase (qui phosphoryle l'ADP en ATP) permet la synthèse d'ATP (phosphorylation oxydative).
Au total, l'oxydation d'une molécule de NADPH+H+ permet la synthèse de 3 molécules d'ATP, celle de FADH de 2 ATP. Les mitochondries, à partir d'oxygène, de substrats, d'ADP et de phosphore rejettent donc du CO2, de l'eau et de l'ATP, une molécule d'acétylCoA pouvant théoriquement permettre la formation de 12 molécules d'ATP, 2 de NADH,H+, 1 de FADH2. Le transfert d'électrons est aussi une source d'espèces actives de l'oxygène (superoxyde 02, péroxyde d'hydrogène H2O2...) nocives pour la cellule.
L'AcétylCoA dans la cellule hépatique peut entrer aussi dans le métabolisme des triglycérides et des corps cétoniques.
En milieu anaérobie (dans le muscle squelettique quand la consommation de glucose est supérieure à l'apport d'oxygène), le pyruvate produit conduit (en présence de NADH +H+ et sous l'effet d'une lactate désydrogénase), au lactate + du NAD. La production d'ATP en anaérobiose est 19 fois moins efficace qu'en aérobiose, mais plus rapide.
La production de NAD permet la glycolyse aérobie.
Passant dans le sang, le lactate diminue le pH, ce qui élève la libération d'oxygène dans les cellules musculaires (effet Bohr).
Le lactate sanguin est transformé dans le foie en glucose par néoglucogenèse et le glucose produit retourne au muscle (cycle de Cori). Un excès d'acide lactique dans le sang (acidose lactique) stimule les surrénales (stress).

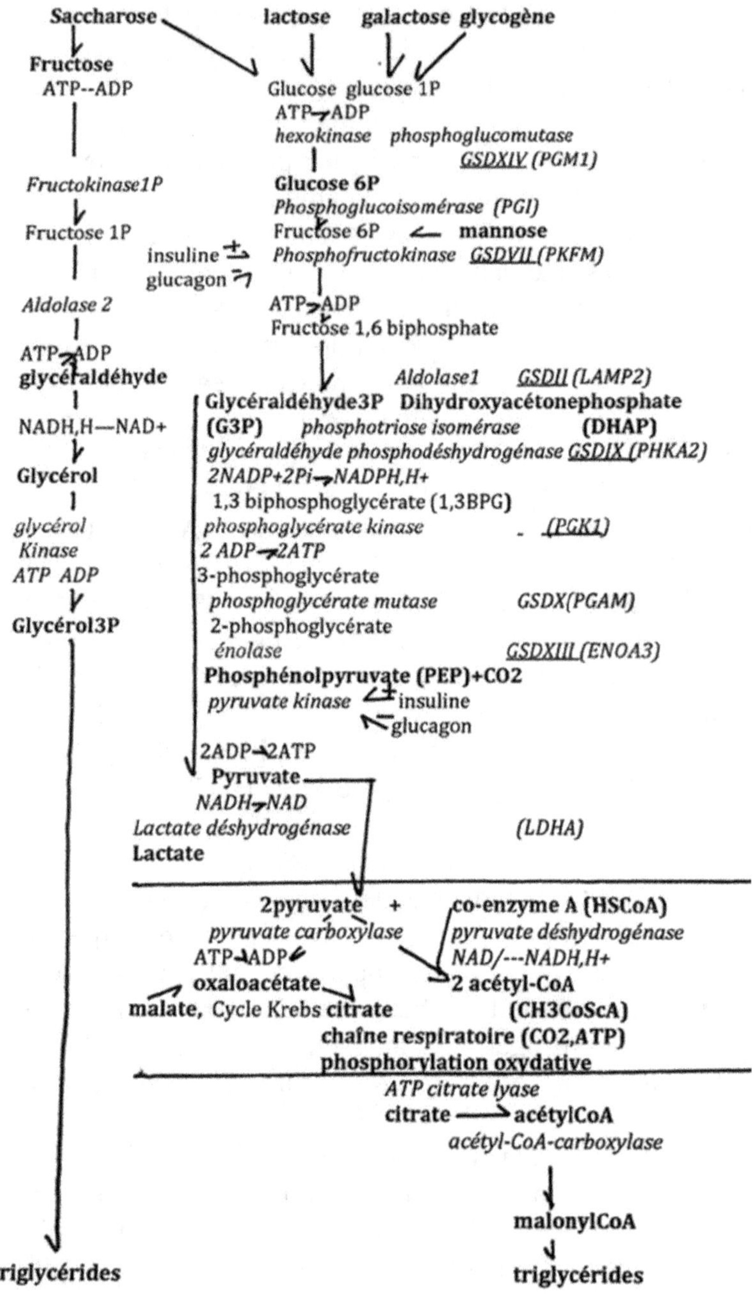

Glucose+2ADP+2Pi+2NAD+→2pyruvate+2ATP+2H2O+2NADH,H+

Fig.10 Réactions de la glycolyse amenant dans le cytosol à la formation de pyruvate (CH3-CO-COOH).

Elle se fait à partir du glucose, puis dans la mitochondrie, à l'introduction du pyruvate dans le cycle de Krebs lié à la phosphorylation oxydative et la respiration ou, à partir du citrate du cytosol, à la synthèse des acides gras. Transporté dans la matrice mitochondriale à travers la membrane mitochondriale interne, le pyruvate réagit avec le Coenzyme A pour former de l'acétylcoenzyme A, du CO2 et du NADH, ou bien il est carboxylé en oxaloacétate (COOH-CH2-CO-COOH).
En outre, sont indiquées des maladies (gangliosidoses GSD) correspondant aux déficits enzymatiques dans la chaîne des réactions, avec mention entre parenthèses des gènes en cause.

Dépourvus de mitochondries, les globules rouges ne peuvent avoir comme source d'énergie que la glycolyse anaérobie.
Enfin, le pyruvate peut entrer dans la synthèse des acides aminés.

Quand le fructose est en grande quantité, il est métabolisé dans le foie. Une fructokinase le phosphoryle en fructose 1P transformé en D-glycéraldéhyde (métabolisable après phosphorylation) et PDHA (dihydroxyacétone phosphate) qui peut entrer dans la glycolyse ou la néoglucogenèse, après isomérisation en glycéraldéhyde 3P. Le galactose est phosphorylé en galactose-1P. Il y a transfert entre l'UDP-glucose et le galactose-1P pour donner de l'UDP-galactose et du glucose-1P transformé par une phosphoglucomutase en glucose-6P qui peut entrer dans la glycolyse.

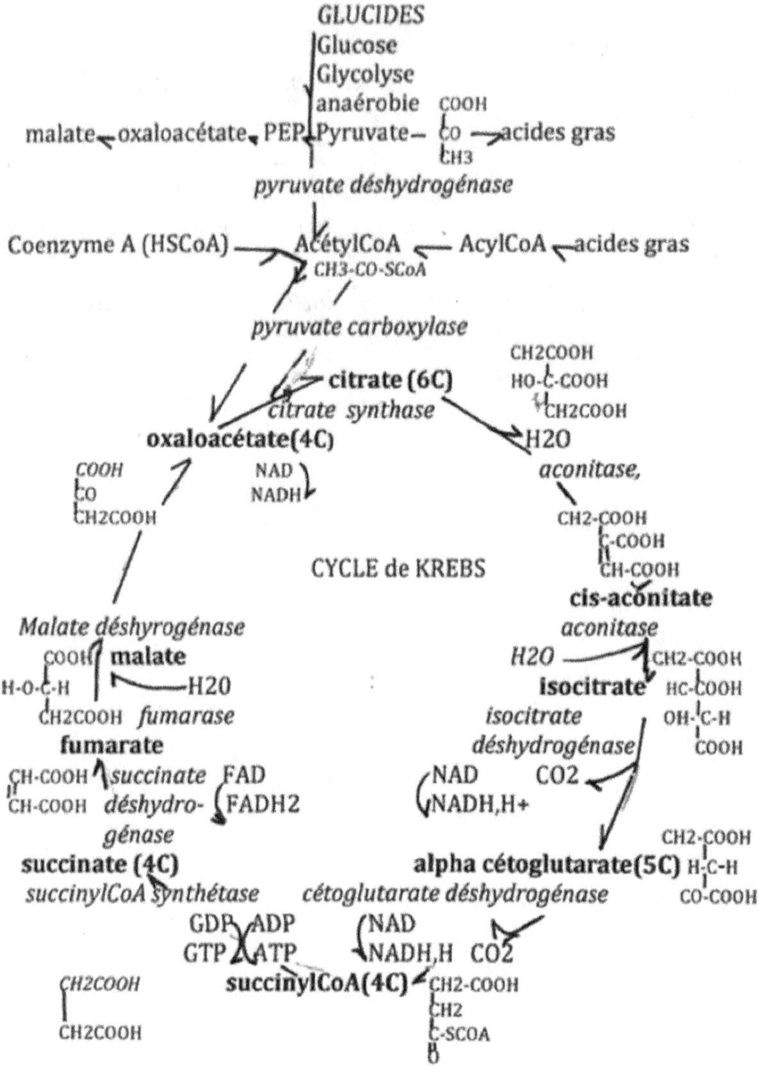

PHOSPHORYLATION OXYDATIVE

ENERGIE

Bilan : acétylCoA+2H2O+3NAD+ +FAD+GDP+Pi
→ 2CO2+3NADH+FADH2+GTP+2H+ + COA

Bilan énergétique du cycle de Krebs :
3NADH,H+ (soit 9ATP),1 FADH2 (soit 2ATP), 1 ATP=12 ATP
1 glucose fournit 2 pyruvates, donc 2 cycle Krebs, soit 24 ATP

Fig. 11A. Réactions du cycle de Krebs.

Le cycle de Krebs, ou des acides tricarboxyliques, est une plaque tournante de voies métaboliques anaboliques (synthèse de glucides,

lipides, acides aminés) et cataboliques (dégradation des glucides par glycolyse et voie des pentoses, des lipides par bêta-oxydation, des acides aminés). Le pyruvate, issu de la glycolyse, transporté dans la matrice à travers la membrane interne mitochondriale, réagit avec le coenzyme A pour former du CO_2, de l'acétylCoA (forme de transport du groupe CH_3 provenant du pyruvate) et du NADH. Le pyruvate est carboxylé en oxaloacétate transformé en citrate.
A partir du citrate, en huit étapes (citrate, isocitrate, alphacétoglutarate, succinylcoezyme A, succinate, fumarate, malate) catalysées par des enzymes spécifiques, est produite de l'énergie sous forme d'électrons à haut potentiel de transfert ou de GTP. A chaque tour de cycle, une molécule d'acétylCoA (à 2 carbones) réagit avec de l'oxaloacétate (à 4 carbones) pour donner du citrate (à 6 carbones), puis des molécules à 4 carbones.
La régénération de NAD+ et de FAD conduit à la formation respectivement de 3 ATP et 2ATP dans la chaîne respiratoire.

Fig.11B. Les huit réactions du cycle de Krebs
1. Oxaloacétate+acétylCoA+H2O—>citrate+CoA-SH
(réaction irréversible)
citrate : voie vers la synthèse d'acides gras
2. Citrate--->cis-aconitate+H2O
3. Cis-aconitate+H2O---> isocitrate
4. Isocitrate+NAD--->oxalosuccinate + NADH,H+
5. Oxalosuccinate--->cétoglutarate+CO2 ***(réaction irréversible)***
6. Cétoglutarate+NAD+CoASH—> succinylCoA +NADH,H++CO2
(réaction irréversible)
cétoglutarate : voie vers la synthèse de certains acides aminés :
(proline, arginine, glutamine..) et de bases puriques
7. SuccinylCoA+GDP+Pi—>succinate+CoASH+GTP
8. Succinate+CoenzymeQ10—>fumarate+CoQ10H2(ubiquinol)

bilan : 2CO2+3NADH,H++1CoQ1OH2+1GTP

4. LA GLYCÉMIE

Le taux de glucose dans le sang (glycémie) varie de 0,70g/l à 1,10, soit de 3,8 à 5,5 millimols/l. L'index glycémique (IG) est la capacité à libérer une certaine quantité de glucose à partir d'un aliment. Au delà de 1,10g/l, du glucose passe dans l'urine (glycosurie). Tous les glucides augmentent plus ou moins la glycémie (index glycémique IG plus ou moins grand). Le fructose qui a un pouvoir sucrant double de celui du glucose, a un indice glycémique faible. L'index insulinémique (IL) est la capacité d'un aliment à élever le taux d'insuline dans le sang, après ingestion d'un aliment. Il a corrélation entre IG et IL, sauf dans le cas des produits laitiers, le lait ayant un index IL aussi grand que celui d'une barre chocolatée.(yaourt : IG : 60, IL 116).

Normalement, 30 à 45 minutes après le repas, le taux sanguin de glucose augmente jusqu'à un pic, puis il revient progressivement à son taux initial. L'index glycémique (IG) est une mesure de la capacité d'un aliment à élever fortement et rapidement le taux de glucose sanguin.

Pour le déterminer, on donne au sujet 50gr de glucose dans de l'eau, puis on dose pendant 2 h, toutes les 30 min., le glucose sanguin, ce qui fixe l'IG de référence (100). Ensuite, on donne l'aliment à tester contenant 50 g de glucides (soit 100 g de pain, 125 g de frites...). L'IG est obtenu en divisant la surface sous la courbe glycémique de l'aliment testé par la surface sous la courbe glycémique du glucose. Les aliments qui font grimper fortement la glycémie ont un IG élevé. La charge glycémique (CG) se calcule en multipliant l'IG par la quantité de glucide contenue dans une portion d'aliment et en divisant par cent. Au-dessus de 20 elle est élevée, entre 11 et 19 modérée, au-dessous de 11 basse. La charge maximum par personne et par jour varie selon divers facteurs (sexe, âge, activité...).

Normalement, elle est en-dessous de 80. Un aliment à IG élevé et à CG basse (fruit, navet, carotte cuite...) est recommandé pour la consommation.

A. Régulation hormonale de la glycémie

La régulation de la glycémie fait intervenir la voie nerveuse et la voie hormonale.

Sont impliqués directement dans le contrôle de la glycémie le pancréas endocrine, le corps carotidien, le foie, indirectement, en régulant la prise alimentaire, le système nerveux autonome, la veine hépatoportale, le système nerveux central.
La glycémie dépend de l'absorption intestinale de glucose après le repas (rôle de l'insuline), de l'utilisation des réserves de glycogène (glycogénolyse), de la production hépatique de glucose (néoglucogenèse), de la bêta-oxydation des acides gras libres. La balance hormonale insuline/glucagon contrôle la glycémie par des cascades de signalisation et par des facteurs de transcription de gènes.
Avant même la sécrétion d'insuline, le passage des nutriments dans le tube digestif induit la sécrétion de régulateurs gastro-intestinaux de la glycémie : les incrétines (GLP1, glucagon-like-peptide 1, GIP, peptide insulinotrope dépendant du glucose).

1. Action de l'insuline

Sécrétée par le pancréas, l'insuline a une action au niveau des métabolismes glucidique, lipidique et protéique.
L'insuline est la seule hormone qui empêche une élévation exagérée de la glycémie, alors que plusieurs hormones (glucagon, catécholamines, glucocorticoïdes, hormone de croissance) stimulent la production endogène de glucose par glycogénolyse ou néoglucogenèse. Hormone hypoglycémiante, l'insuline augmente la pénétration intracellulaire du glucose dans les tissus insulinosensibles, stimule, dans le foie et le muscle, le stockage du glucose sous la forme de glycogène (glycogenèse) et, inversement, elle inhibe la glycogénolyse et la néoglucogenèse. Dans le foie et dans le tissu adipeux, elle stimule la captation des acides gras et leur conversion en triglycérides (lipogenèse). Dans les cellules hépatiques et musculaires, elle favorise aussi l'entrée des acides aminés pour une synthèse protéique. Plus l'indice glycémique d'un aliment est grand (modéré de 55 à 70), plus est stimulée la sécrétion d'insuline.

a. L'insuline

L'insuline est synthétisée dans les cellules bêta situées dans les îlots de Langerhans (1 à 2 millions) du pancréas dont ils représentent le tissu endocrine (1 à 2%), les acini sécréteurs d'enzymes digestives constituant le pancréas exocrine. Le glucose stimule la sécrétion d'insuline. L'AMPc (adénosine monophosphate cyclique) stimule l'expression du gène de l'insuline.

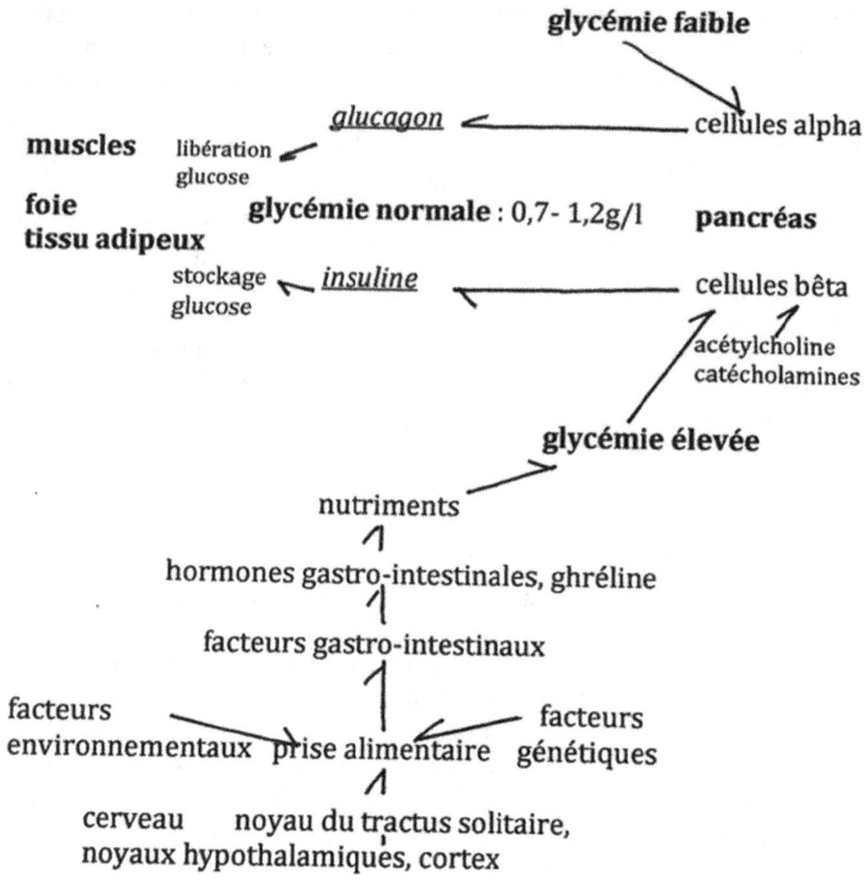

Fig. 12 En cas de teneur élevée de glucose dans le sang, sous l'effet de l'insuline sécrétée par les cellules bêta du pancréas, il a stockage, dans le foie et le muscle, du glucose sous forme de glycogène (glycogénogenèse). En cas de glycémie faible, il a, sous l'effet de sécrétion de glucagon par les cellules alpha du pancréas, libération de glucose à partir du glycogène (glycogénolyse), ou à partir de lipides essentiellement stockés dans des cellules (adipocytes) du tissu adipeux (néoglucogenèse).
Modulée par des facteurs sensoriels, la prise alimentaire dépend de facteurs, génétiques, environnementaux et cérébraux. L'arrivée des aliments dans le tube digestif active des chémorécepteurs spécifiques et elle stimule la sécrétion d'hormones et de peptides qui activent la prise d'aliments (ghréline) ou donnent une sensation de satiété.

Ce sont le GRP : gastrin releasing peptide sécrété par les cellules G de la muqueuse gastrique ; la cholécystokinine : CCK, produite par la muqueuse du duodénum ; l'entérostatine de l'intestingrêle.

Le pancréas est irrigué par des branches des artères splénique, hépatique, mésentérique, drainé par la veine pancréatique se déversant dans la veine porte, innervé par des ramifications du plexus solaire (sympathique et parasympathique) et du nerf vague (pneumo-gastrique).

Chaque îlot de Langerhans contient a) des cellules centrales, bêta (60%) produisant l'insuline, l'acide gamma aminobutyrique (GABA) et l'amyline (IAPP), le peptide VGF (new growth factor inductible), et des cellules PP (5%) synthétisant le polypeptide pancréatique (PP) inhibant la sécrétion exocrine, b) des cellules (10%) périphériques, delta produisant la somatostatine, des cellules epsilon produisant la ghréline, des cellules (30%) alpha, sécrétrices de glucagon (fig. 12). Les îlots sont innervés par des fibres des systèmes sympathique et parasympatique, des nerfs sensitifs.

Sont médiateurs de l'innervation parasympatique des neuro-transmetteurs et des neuropeptides : VIP (vasoactive intestinal peptide), PACAP (pituary adenylate cyclase activating peptide), GRP (gastrin releasing peptide), stimulant la sécrétion d'insuline. Localisés dans les terminaisons sympatiques, la galanine et le neuropeptide Y sont inhibiteurs de la sécrétion d'insuline.

La molécule d'insuline (fig. 13) est composée de deux chaînes polypeptidiques (de 21 et 30 acides aminés) unies par deux ponts disulfures.

Un gène (INS) du chromosome 11 code une préproinsuline de 600 nucléotides, coupée dans les cavités du réticulum endoplasmique en proinsuline (86 acides aminés).

Transférée et sectionnée dans des vésicules golgiennes, elle donnera l'insuline (51 acides aminés) avec un peptide –C (de 31 acides aminés).

Gène INS du chromosome16 : **préproinsuline**
convertase
| chaîne A | C peptide | chaîne B | peptide signal |
convertase
proinsuline *(dans RE)*
carboxypeptidase *S-S*
| C peptide | + | **peptide A-—— peptide B** | *(dans golgi)*
S-S
Insuline

Fig. 13 Produit de l'expression du gène INS, la molécule de préproinsuline (110 acides aminés), par élimination du peptide signal (24 acides aminés terminaux) dans le réticulum endoplasmique, et sous l'effet d'une convertase, donne la proinsuline convertie en insuline, après élimination du peptide C et de 35 résidus entre les chaînes A et B réunies par deux ponts disulfures, dans les vésicules golgiennes.

L'élément majeur déclencheur de la sécrétion d'insuline est le glucose dont l'effet insulino-sécréteur est potentialisé par le nucléotide cytoplasmique AMPc (adénosine monophosphate cyclique). Les oses, tels que le fructose, le galactose, le mannose et le ribose, stimulent fortement la sécrétion et la libération d'insuline, de même que les acides aminés issus de la digestion des protéines.
Le taux de sécrétion d'insuline augmente progressivement pour des concentrations de glucose du liquide interstitiel entre les îlots, comprises entre 5 et 20 mmol/l. La réponse est modulée par des hormones (GLP1 : glucagon-like-peptide 1, GH : growth hormone, HPL : hormone lactogène placentaire), des substrats énergétiques et des neurotransmetteurs.
L'administration intraveineuse ou sous-cutanée de GPL1, en réponse au glucose, induit une diminution de la glycémie et une augmentation de la sécrétion d'insuline (effet insulinotrope). La liaison du GLP1 à son récepteur (fig. 15) stimule la synthèse d'AMPc, activant ainsi les voies de signalisation PKA (des protéines kinases) et EPAC (exchange protein activated by AMPc). L'AMPc active une kinase qui, par phosphorylation, induit la translocation dans le noyau d'un facteur de transcription CREB (cAMP response element protein). Il stimule la transcription du gène de l'insuline, en se fixant sur une séquence CRE (cAMP responsive element).

CREB active aussi ICER (inductible cAMP early repressor) qui inhibe la transcription du gène de l'insuline.
Aussi, diverses protéines, comme les TORCs (transducer of regulated CREB activity) modulent l'activité de transcription de CREB-dépendant de l'AMPc. Le GLP1 induit l'amplification de l'exocytose de l'insuline et active les voies de signalisation qui favorisent la prolifération des cellules bêta. Les acides gras non estérifiés (AGNE), comme l'acide palmitique ou l'acide linoléique et les acyl-CoA, amplifient la sécrétion d'insuline, en réponse à de faibles concentrations de glucose (3mmol/l).
Le glucagon active la sécrétion d'insuline *via* l'activation de l'adénylate cyclase (permettant la synthèse d'AMPc) et l'augmentation d'AMPc (fig. 14). La somatostatine, sécrétée par les cellules delta du pancréas et les cellules D de l'appareil digestif, inhibe les sécrétions d'insuline, comme le fait la ghréline.
L'insuline est anticétogénique par effet antilipolytique. L'insuline est sécrétée en un mode continu pour maintenir un taux basal dans le sang et en un mode discontinu de réponse à l'absorption d'aliments. La plus grande partie de la sécrétion d'insuline se fait par des jaillissements toutes les 5 à 15 minutes, ces oscillations rapides se superposant à des oscillations toutes les 80-150 minutes, car les îlots pancréatiques répondent à leur propre horloge interne, basée sur les gènes circadiens codant pour les facteurs de transcription CLOCK (clock circadian receptor) et BMAL1 (= ARNTL, arylhydrocarbone receptor nuclear translocator like).
Après un repas, la tendance à l'hyperglycémie est compensée par l'inhibition de la glycogénolyse et de la néoglucogenèse et par l'activation de la glycogenèse. Cette autorégulation hépatique s'inverse à terme. L'entrée du glucose dans les cellules insulino-dépendantes, après un repas, entraîne une diminution progressive de la glycémie, qui provoque par rétroaction une destruction de l'insuline dans le foie par une glutathion insuline transhydrogénase. L'insuline stimule la fabrication de glycogène dans le foie (fig. 14), le muscle, le tissu adipeux. Le muscle capte 80% du glucose en présence d'insuline (la quantité de glycogène stockée dans les muscles est d'environ 120 g chez l'adulte).

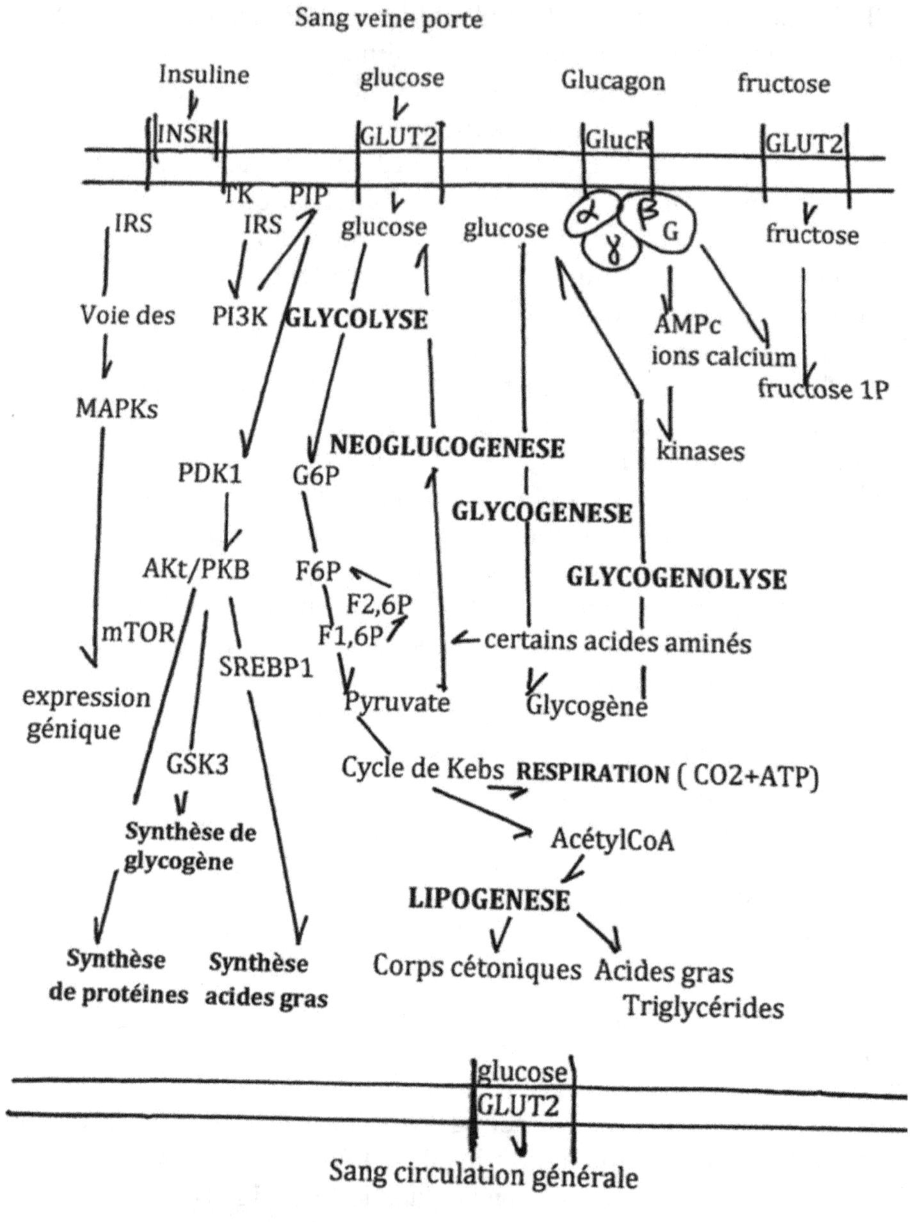

Fig. 14 Schéma de réactions métaboliques (glycolyse, glycogenèse, glycogénolyse, néoglucogenèse, lipogenèse) dans la cellule hépatique (hépatocyte).
Le récepteur de l'insuline a une activité tyrosine kinase (TK) qui permet son autophosphorylation. L'activation du récepteur de l'insuline INSR entraîne une cascade de signalisation.

Elle passe par les IRS (insulin receptor substrat), la PI3K (phosphatidylinositol kinase 3), le PIP (phosphatidylinositol), PDK1(phosphoinoside dependent protein kinase 1), AKt/PKB (protéine kinase) induisant l'activation de la glycogène synthase (GSK3) catalysant la synthèse de glycogène. La voie mTOR (mamalian target of rapamycin) conduit à la synthèse de protéines.
Entré dans la cellule par les canaux GLUT2, le glucose peut aussi passer directement dans la suite des réactions de la glycogenèse par la voie fructose 6 phosphate ou de celles de la glycolyse aboutissant au pyruvate qui permet l'accès à la lipogenèse par le cycle de Krebs. La voie SREBP1 (sterol response element binding protein 1) conduit aussi à la voie des acides gras. La voie des MAPKs kinase active des facteurs de transcription. L'activation de la protéine G du récepteur du glucagon permet la production d'AMPc (AMP cyclique) qui aboutit à la libération d'ions calcium.

L'insuline favorise l'entrée de glucose dans les cellules des tissus insulino-sensibles en augmentant leur perméabilité membranaire par enrichissement de récepteurs GLUT4. Le GLP-1 augmente le nombre de récepteurs GLUT 4 et GLUT1 sur les adipocytes.
Dans la membrane des cellules bêta-pancréatiques existent plusieurs types de canaux sensibles à l'ATP. Entré par les GLUT2 dans le cytosol des cellules bêta (fig. 15), le glucose est phosphorylé par une glucokinase, en G6P aboutissant à du pyruvate qui, dans la mitochondrie, est un substrat des acides tricarboxyliques, du NADPH, de l'ATP.
L'ATP résultant du métabolisme du glucose dans la cellule, induit la fermeture des canaux K+ATP dépendants (formés de 4 sous-unités Kir6-2 et 4 sous-unités régulatrices SUR1), et l'ouverture des canaux calcium voltage dépendants de type L (CCVDL), ce qui conduit à un afflux de calcium. L'augmentation cytosolique du taux de calcium induit la sécrétion d'insuline (par la voie AMPc) et son exocytose (par la voie phospholipase C).

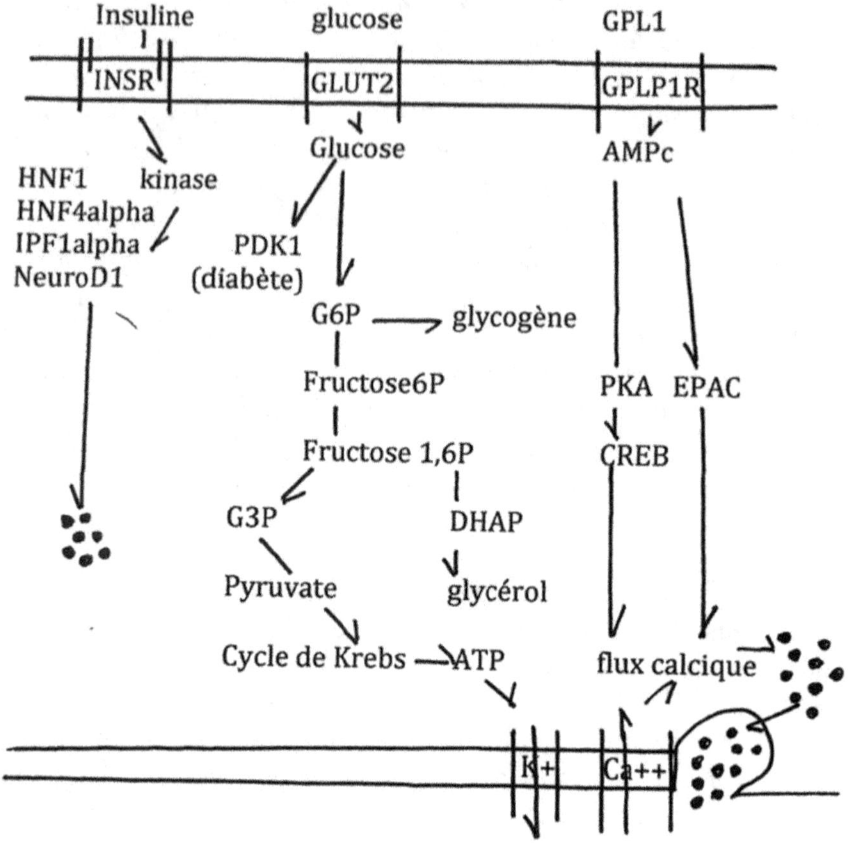

Fig. 15 Schéma de réactions métaboliques dans la cellule bêta pancréatique.

L'activation du récepteur de l'insuline INSR stimule la formation de glycogène et l'activation du récepteur de GLP1 (glucagon like peptide 1), stimule l'AMPc (AMP cyclique) qui induit l'expression du facteur de transcription CREB (CAMP response element factor) qui active l'expression du gène de l'insuline, donc la glycogenèse. Le glucose active l'expression des facteurs nucléaires hépatocytaires (HNF), de l'insulin promotor factor (IPF1), du neurognic differenciation factor (NEURODi) et d'autres gènes impliqués dans la production d'insuline.
L'ATP, résultat de la glycolyse et du cycle de Krebs, induit la fermeture des canaux de potassium (K+), ce qui aboutit à la dépolarisation de la membrane.

Il en résulte l'ouverture des canaux calciques et l'afflux ctytosolique d'ions calcium provoquant la sécrétion et l'excrétion des granules d'insuline. Une autre voie de décharge calcique passe par l'adénylcyclase.

Le récepteur de l'insuline (RI) est un hétérodimère (2 chaînes alpha extracellulaires reliées par des ponts disulfures à deux chaînes bêta transmembranaires et portant un domaine à activité tyrosine kinase intracellulaire).
Il y a 2 isoformes du RI (forme longue B et forme courte A, exprimée surtout dans la vie foetale et les processus tumoraux, capable de se lier aussi avec l'IGF2 : insulin growth factor) résultant de l'épissage alternatif de l'ARNm codé par le gène IRS1 (insulin receptor substrate 1) du chromosome 2.

Lors de l'activation par l'insuline du récepteur, le domaine tyrosine kinase phosphorylé est activé et il peut phosphoryler d'autres protéines substrats (protéines de la famille IRS insulin receptor substrat ou de la famille SHC (Src homologous collagen protein) dans la cascade de signalisation insulinique (fig.14).

D'abord les IRS1 et IRS2 qui, phosphorylées, se fixant sur le domaine SH2 de la PI3K kinase, ouvrent la voie de signalisation de la phosphatidyl-inositol-3-kinase qui phosphoryle les phosphoinositides membranaires, activant d'autres kinases telles que la protéine kinase B (PKB)/Akt, ou la PDK1/2 (3-phosphoinositide-dependent protein kinase 1/2), jusqu'à la phosphorylation activant la glycogène synthase-3-kinase (GSK3) bêta. A côté de la voie PI3 kinase existe une voie MAP kinase : les deux MAP kinases, ERK1et 2 (extracellular signal regulated kinase) phosphorylées activent des facteurs de transcription. La déphosphorylation du récepteur par des protéines tyrosine phosphatases (PPT) désactive la tyrosine-kinase.

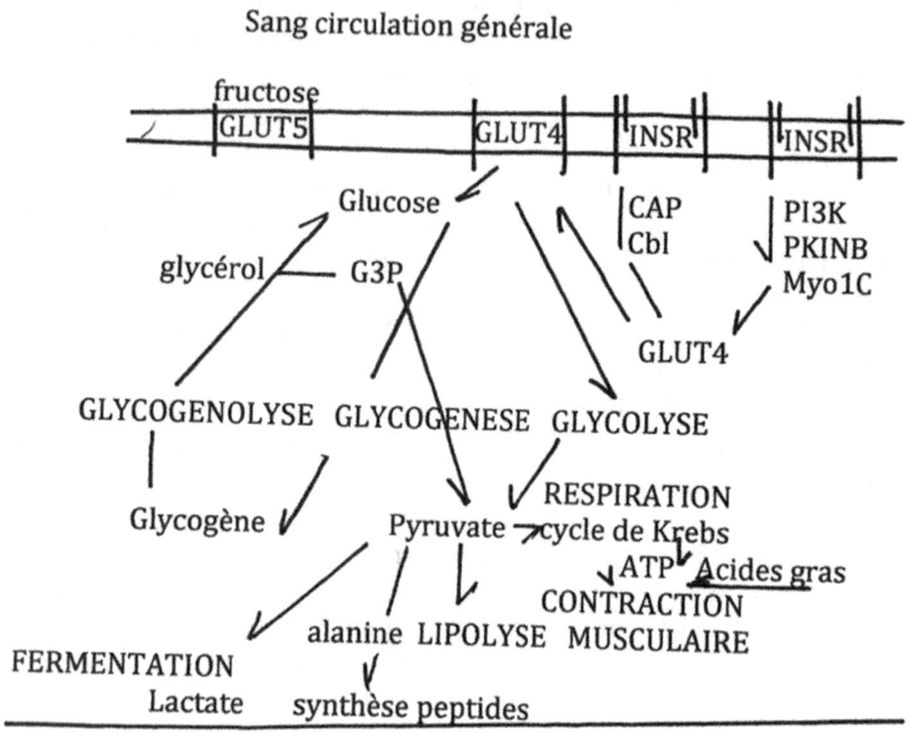

Fig. 16 Schéma de réactions métaboliques dans la cellule musculaire.
Dans la cellule musculaire s'effectuent la glycogenèse, la glycogénolyse, la glycolyse, la voie des pentoses et un peu de lipolyse, cétolyse avec une faible synthèse des triglycérides (TAG).
Le glucose, entrant dans la cellule par les GUL4, s'il n'est pas directement utilisé, est stocké sous forme de glycogéne et, en absence de glucose 6 phosphatase, il sera utilisé dans la même cellule. La fixation de l'insuline sur son récepteur INSR peut déclencher la synthèse de glycogène (glycogenèse) par la glycogène synthase. Inversement, l'insuffisance de glucose intracellulaire entraîne la dégradation du glycogène en glucose (glycolyse) par activation de la glycogène phosphorylase et sous l'effet de l'adrénaline, du glucagon et de l'AMPc. La phosphorylation de la glycogène synthase la désactive, ce qui stoppe la glycogénogenèse.
Par la voie du pyruvate et du cycle de Krebs, le glucose devient, en présence d'oxygène, un substrat des réactions d'oxydo-réduction de la respiration ou, en absence d'oxygène, de la fermentation, fournissant de l'ATP permettant la contraction musculaire.

Le lactate, oxydé en pyruvate, migre dans la mitochondrie pour y être transformé en acétylcoenzyme A par la pyruvate déshydrogénase (PDH) et donner de l'ATP.
La filière anaérobie fonctionne lors des exercices musculaires prolongés et, selon leur durée, d'abord à partir des glucides, puis avec des lipides. De l'ATP peut aussi provenir de la lipogenèse (dégradation des acides gras). Le lactate, passé dans le sang, ramené au foie, y est transformé en pyruvate, puis en glucose dans les réactions de néoglucogenèse.
La voie PI3K, PKB (pseudokinase B) permet de lever le signal de rétention maintenant le transporteur du glucose GLUT dans les vésicules golgiennes. Utilisant les microfilaments d'actine F polymérisée, en réponse à l'insuline, via la voie CAP (C-Cbl associated protein) et Myo1c, les vésicules GLUT se portent alors vers la membrane plasmique.

b. Synthèse biochimique du glycogène (glycogénogenèse)

En excès de glucose sanguin, il est stocké sous la forme de glycogène, dans les organes dont principalement le foie (dans les heures qui suivent le repas) et le muscle (à l'état de repos).La glycogénine amorce la synthèse de glycogène et, à partir du glucose 1 phosphate, trois enzymes la poursuivent : l'UDPglucose-pyrophosphorylase, la glycogène synthase, l'enzyme branchante.

Le glucose, apporté au foie par la veine porte, entré dans les cellules hépatiques par les GLUT2, SGLT, est utilisé, *via* la glycolyse, pour la production d'énergie sous la forme d'ATP (acide triphosphorique) ou stocké sous forme de glycogène ou transformé en acides gras dans la lipogenèse, avec métabolisation par la voie des pentoses-phosphates pour régénérer le NADPH nécessaire à la lipogenèse. Le glucose, entré dans les cellules musculaires par le GLUT4, y est oxydé (glycolyse) ou stocké (glycogénogenèse).
Dans la glycogénogenèse (fig. 17), le glucose est transformé, en présence d'ATP fournissant le phosphate, en glucose 6 phosphate (G6P) par une glucokinase dans le foie, une hexokinase dans le muscle. Le glucose 6P est transmuté par une phosphoglucomutase en G1P.

En présence d'uridine triphosphate (UTP), sous l'action d'une glucose 1P uridyltransférase (= UDP glucose pyrophosphorylase), il donne de l'uridine diphosphateglucose (UDPG) + du pyrophosphate. L'UDPG, par action de la glycogène synthase kinase conduit au glycogène.
Mais la glycogène synthase (GYS1) assurant la formation des liaisons alpha 1,4 doit avoir une amorce : un fragment de glycogène sous forme de dextrine, à laquelle elle ajoute du glucose. En l'absence de ce primer, la protéine glycogénine peut accepter un résidu glucosyl provenant de l'UDPG-glucose, la première liaison osidique étant catalysée par une glycogène synthase initiatrice.
Les ramifications sont assurées par une enzyme branchante : glycosyl (4,6) transférase qui attache, par une liaison alpha (1,6) 5 à 8 résidus glucose sur un résidu glucosyle de la chaîne principale. Pour un adulte de 70Kg, la production de glycogène hépatique est de 100g (6-8% du poids frais du foie), celle de glycogène musculaire 400g (1-2% de la masse musculaire), et le glycogène sanguin de l'ordre de 20g.

Le galactose entré par les voies GLUT2, GLUT 5, SGLT, est transformé en G1P, en présence d'ATP, et en UDP galactose donnant de l'UDP glucose sur la voie du glycogène.
Le fructose entré par les canaux GLUT2, GLUT 5, n'est pas stocké en glycogène. Il entre dans la voie de la glycolyse, aboutissant au glycéraldéhyde 3 phosphate qui conduit à la production d'ATP par le cycle de Krebs et à la synthèse d'acides gras.
L'insuline active la glucokinase et des phosphatases, celle déphosphorylant la glycogène synthase et, ainsi l'activant, et celle déphosphorylant la phosphorylase kinase et, ainsi, désactivant la glycogénolyse. Inversement, des catécholamines (adrénaline au niveau du muscle) et le glucagon (au niveau du foie) activent des kinases qui phosphorylent la glycogène synthase pour la désactiver et phosphorylent la phosphorylase kinase pour l'activer, déclenchant la glycogénolyse.
L'insuline favorise l'activité de l'estérase qui hydrolyse l'AMPc en AMP, ce qui active la glycogénogenèse.
Dans les cellules hépatiques elle favorise, en outre, la synthèse des acides gras et l'estérification des triglycérides

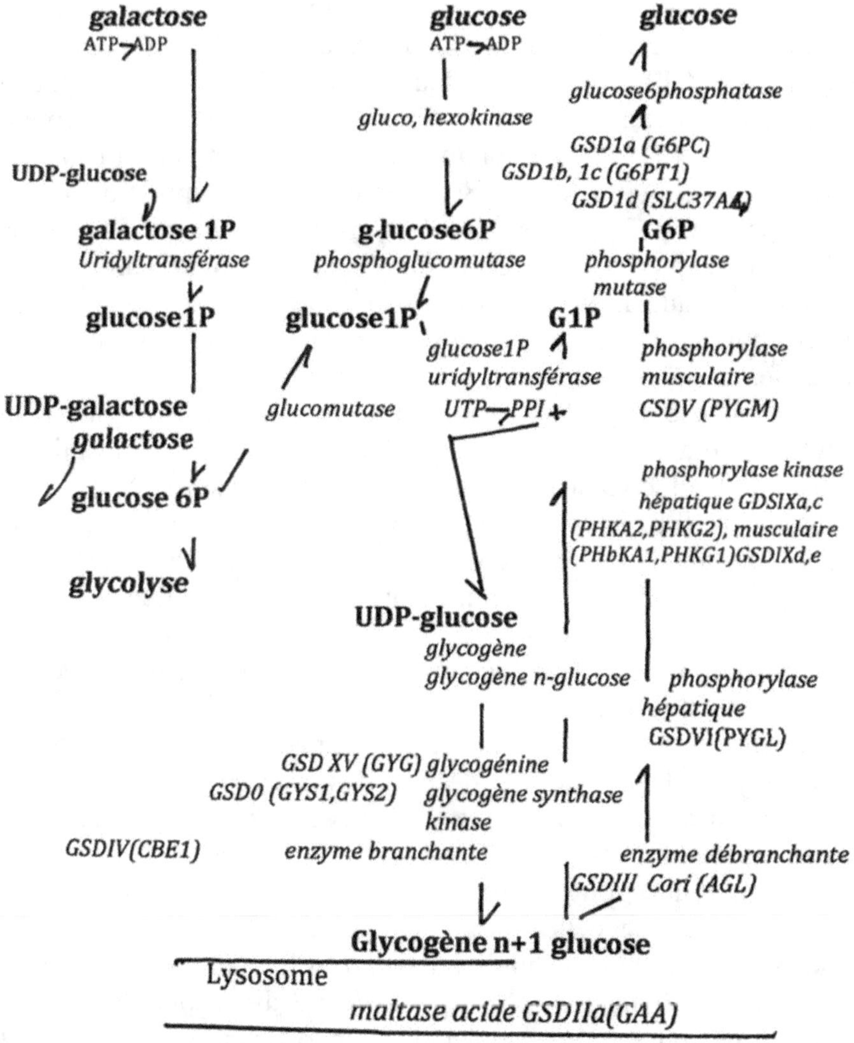

Fig. 17 Schéma des réactions de la synthèse de glycogène à partir du glucose via l'UDP-glucose et la glycogène synthase, et du glucose à partir du glycogène via les phosphorylases et la glucose-6-phosphatase, avec indication des gangliosidoses (GDS) causées car le déficit des enzymes correspondantes et mention du gène en cause. Le galactose entre dans le cycle par la voie G6P qui peut aussi conduire à la glycolyse.

Dans les cellules musculaires et les adipocytes, une voie dépendante de la PI3kinase A, passant par l'activation de la kinase B (PKB) et de

protéines kinases C, lève le signal de rétention qui maintient les vésicules contenant les GLUT4 au niveau du réseau golgien. Les vésicules de GLUT portent à leur surface des protéines VAMP2 (vesicle associated membrane protein 2*)* reconnaissant les protéines membranaires SNARE (syntaxine et SNAP23) et leur fusion sous contrôle de la protéine Munc 18c. Libéré après absorption de glucose, le polypeptide (43 acides aminés) insulinotrope gluco-dépendant (GIP) produit par les cellules K distribuées du duodénum au colon proximal, stimule la sécrétion d'insuline, agissant en synergie avec l'acétylcholine d'origine nerveuse, pendant l'hyperglycémie post-prandiale.
Dans le muscle (fig. 16) l'insuline active la glucose-1-phosphate-uridyl-transférase, donc la glycogenèse. La sécrétion d'insuline est inhibée par la glucokinase et la glucose 1-6 phosphatase.
L'amyline (IAPP, islet amyloid polypeptide) agit comme l'insuline sur le métabolisme du glycogène musculaire et elle facilite l'absorption des sucres et la translocation du lactate du muscle vers le foie.
Dans les adipocytes l'insuline favorise la captation des triglycérides en augmentant l'activité de la protéine lipase et la synthèse des triglycérides à partir du glucose et de l'acétate. Au niveau protidique, l'insuline stimule la synthèse de peptides à partir des acides aminés plasmatiques et elle diminue la gluconéogenèse à partir des acides aminés glucoformateurs.
Dans les globules rouges, lors d'un excès de glucose, une voie de stockage autre que celle du glycogène, est l'accumulation de 2,3 diphosphoglycérate (qui joue aussi un rôle dans le transport de l'oxygène par l'hémoglobine), à partir de 1,3 diphosphoglycérate, par action d'une mutase. Inversement, une phosphatase convertit le 1,3 dihosphoglycérate en 3 phosphoglycéraldéhyde donnant accès à la glycolyse.

c. Synthèse biochimique des lipides (lipogenèse)

En présence d'insuline, le glucose en excès, capté par le foie et le tissu adipeux, y est mis en réserve sous forme de graisses dont les triglycérides (lipogenèse).
La lipogenèse comprend la synthèse des acides gras à partir du glucose, puis la transformation des acides gras en triglycérides.
Des molécules d'acétylCoenzymeA permettent la formation des acides gras et le glycéraldéhyde-3-P fournit le glycérol pour leur estérification, formant

ainsi les triglycérides qui sont exportés par la circulation générale vers le tissu adipeux via les lipoprotéines (VLDL, very low density lipoptrotein) synthétisées à partir des triglycérides, d'apolipoprotéines et de cholestérol. Les triglycérides sont la forme de stockage intracellulaire des acides gras.

Les acides gras (AG) sont des acides en chaîne d'atomes de carbone. Ils sont saturés (comme l'acide butyrique à 4 atomes de carbone ou l'acide palmitique à 16 atomes de carbone) ou, selon le nombre de doubles liaisons, monoinsaturés ou polyinsaturés, comme l'acide linoléique (18 atomes de carbone, 2 doubles liaisons) ou l'acide linolénique (18 atomes de carbone, 3 doubles liaisons), uniquement apportés par l'alimentation. Les glycérides sont des esters d'acides gras et de glycérol, l'estérification portant sur 1, 2 ou 3 groupements hydroxyles du glycérol (fig. 4).
Le tissu adipeux est le site majeur de stockage des triglycérides (15 Kg), l'accumulation de graisse résultant de l'équilibre entre la synthèse des triglycérides (lipogenèse) et l'oxydation des acides gras (lipolyse). L'insuline stimule la lipogenèse *via* l'activation des enzymes glycolytiques et l'augmentation de la disponibilité du glycérol et des acides gras pour la synthèse de triglycérides. Elle favorise la captation des acides gras par augmentation de l'activité de la lipoprotéine lipase (LPL), protéine sécrétée par les cellules des tissus adipeux et musculaire, qui hydrolyse les AG des VLDL et des chylomicrons en glycérol et acides gras. L'insuline diminue la libération des corps cétoniques. Au niveau hépatique, elle favorise la synthèse des acides gras libres et l'estérification des triglycérides (fig. 14). Au niveau musculaire, elle augmente la consommation des corps cétoniques. Dans une première étape de la lipogenèse (fig. 18) le glucose, en présence d'ATP, est phosphorylé par la glucosidase en G6P qu'une phosphoglucoisomèrase transforme en fructose 6P devenant du fructose-1,6 bisP, en présence d'ATP et sous l'action d'une phosphofructokinase 1 (PFK1). Une fructose-1,6 biphosphatate aldolase permet la transformation du fructose-1,6 biphosphate en 3-P-glycéraldéhyde + 3-phosphodihydroxyacétone. Par la voie des pentoses phosphates (fig. 19), la transformation de G6P par une G6P déshydrogénase, ouvre sur la glycolyse et la synthèse des AG.

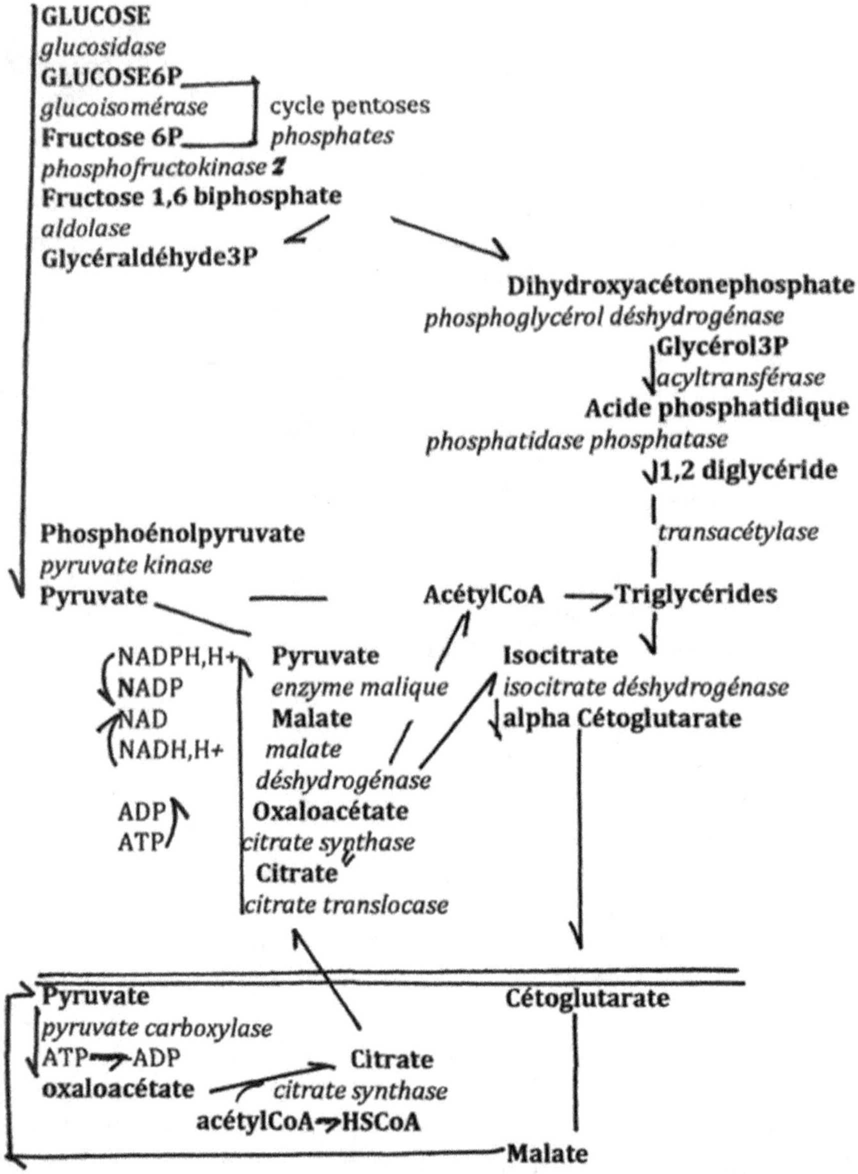

Fig. 18 La synthèse de corps gras (lipogenèse) à partir de glucose a lieu principalement dans le tissu adipeux et le foie.
Elle utilise les réactions de la glycolyse jusqu'au pyruvate, puis la sortie du citrate dans le muscle pour la synthèse des acides gras. Elle s'arrête dans le cytosol au niveau de l'acide palmitique en passant par le malonylcoenzyme A.

La synthèse des triglycérides a lieu dans le réticulum endoplasmique. L'énergie est fournie par l'ATP et la synthèse nécessite le CoA et le NADP.

Dans une deuxième phase, le 3-Pglycéraldéhyde, en présence de NAD (nicotinamide adénine dinucléotide) et sous l'action d'une 3-phosphoglycéraldéhyde déshydrogénase, donne du NADH, H+ et du 3-P glycérol. Une glycérolphosphate acyltransférase transforme le glycérol 3-P en acide phosphatidique donnant par action d'une phosphatidate phosphatase un 1,2 diglycéride, qu'une transacétylase transforme en triglycéride.
Par ailleurs, une énolase peut catalyser la formation, à partir du 2P glycérate, de phosphénolpyruvate qu'une pyruvate kinase, en présence d'ADP, transforme en pyruvate + ATP.
Passé dans la mitochondrie, le pyruvate, carboxylé par une pyruvate carboxylase, donne de l'oxaloacétate qui se condense à l'acétyl-coenzyme A pour former du citrate transporté dans le cytosol, grâce à une citrate translocase.
En présence d'une citrate synthase ATP-dépendante, le citrate est clivé en acétylcoA et oxaloacétate qui régénère le pyruvate. A partir du citrate mitochondrial passé dans le cytosol, est formé de l'acétylCoA. Par son site transporteur de radical acyl (ACP-SH, acyl carrier protein) la FAS (fatty acid synthase), complexe multi-enzymatique, carboxyle l'acétylCoA. pour donner du malonylCoA,
L'insuline induit l'expression des deux protéines clés de la lipogenèse : l'acide gras syntase (FAS) qui catalyse la conversion de malonyl-CoA et d'acétyl-CoA en acides gras à longues chaînes et la protéine SREBP1 qui active des gènes impliqués dans la capture et la synthèse d'acides gras et de triglycérides.
L'insuline active le complexe mTORC1 (mammalian target of ripamycine) et ses cibles dont SREBP1C (steral regulatory element binding protein-1C), ce qui renforce la synthèse des lipides (fig. 14).

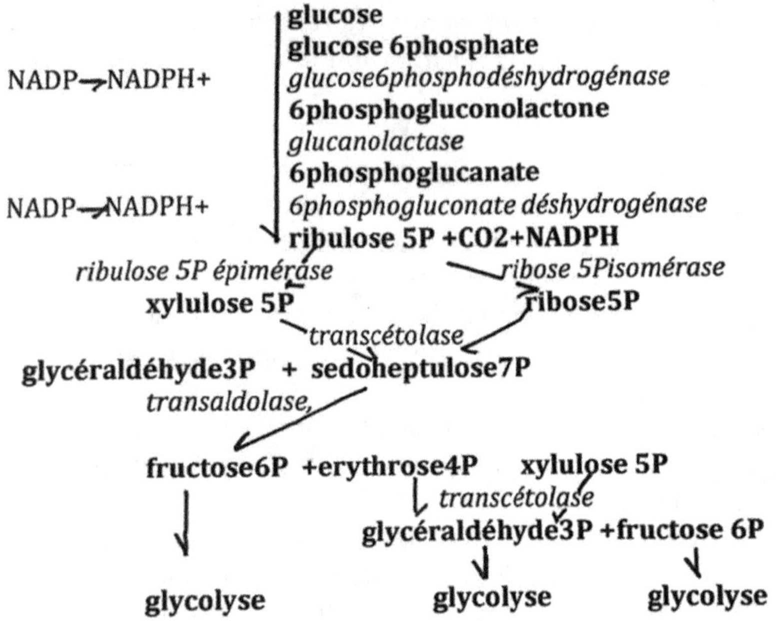

Glucose 6P + 2NADP+H_2O → Ribulose 5P+2NADPH+2H+, +CO_2

3 ribilose 5P ⇒ 2 fructose 6P + 1 glycéraldéhyde 3P

Fig. 19 La voie des pentoses, produisant du ribose-5-phosphate (R5P) à partir du glucose, est un intermédiaire entre le métabolisme des sucres et celui des graisses, en fournissant le NADH nécessaire à la lipogenèse cytoplasmique des acides gras et du cholestérol. 30% de l'oxydation du glucose dans les hépatocytes passe par la voie des pentoses phosphates.

Le complexe mTORC2 est également activé par l'insuline, ce qui active la voie Akt, entraînant la phosphorylation de FoxO (forkhead box O protein), donc l'inhibition de la néoglucogenèse. L'inhibition de la reptine conduit à une inhibition de l'activité du complexe mTORC1 dans les hépatocytes.
Elle est associée à une diminution du programme transcriptionnel de la lipogenèse et de la synthèse de cholestérol.
L'inhibition de la reptine conduit à une augmentation de la sensibilité physiologique du foie à l'insuline.

Dans les adipocytes, l'insuline favorise la captation des triglycérides en augmentant l'activité de la lipoprotéine lipase qui les hydrolyse en glycérol et acides gras.
Les 8 molécules d'acétylCoA transférées dans le cytosol pour la synthèse du palmitate permettent la synthèse de 8 NADH sur les 14 nécessaires, les autres molécules étant apportées par la voie des pentoses phosphates.
Dans le foie, l'acétylCoA formé par dégradation des AG, permet la formation de corps cétoniques : l'acétoacétate donnant par décarboxylation l'acétone éliminée par le poumon et, par effet d'une bêta-D-déshydrogénase, du bêta-hydroxybutyrate qui peut être oxydé dans le cycle de Krebs. Lors du jeûne, les corps cétoniques sont utilisés en place du glucose.

2. La glycogénolyse

Quand le taux de glucose baisse dans le sang (0,65 g/L), le glycogène stocké dans le foie, le muscle, les globules rouges et les neurones, est transformé en glucose par glycogénolyse. 75% du glucose libéré dans la circulation provient du foie. La glycogénolyse est active aussi pendant la contraction musculaire. Comme la glycogenèse, la glycogénolyse fait intervenir trois enzymes clés : la glycogène phosphorylase, l'enzyme débranchante, la phosphoglucomutase. La production hépatique de glucose est stimulée à jeun par le glucagon, les catécholamines et les glucocorticoïdes qui activent la glycogénolyse et la gluconéogenèse (inhibée par l'insuline).
Lors des repas, la production de glucose est arrêtée par l'insuline qui module l'expression de plus de 800 gènes au niveau des tissus cibles.

Dans les cellules contenant du glycogène, la première réaction de la glycogénolyse est catalysée dans le cytosol par des glycogène phosphorylases cytoplasmiques (fig. 17).
La glycogène phosphorylase hépatique est formée de 2 sous-unités, la phosphorylase musculaire de 4. Chaque type de phosphorylase existe sous une forme active : a et une forme peu active : b, les deux formes s'interconvertissant par action d'une phosphorylase kinase (passage de la forme inactive à la forme active par phosphorylation) et d'une phosphorylase phosphatase (déphosphorylation).
Pour être active, la phosphorylase kinase doit être phosphorylée par une protéine kinase dimérique, activée elle-même par l'AMPc cytoplasmique, formé grâce à une adénylate cyclase membranaire activée par l'adrénaline ou le glucagon.

La phosphorylase kinase activée phosphoryle la glycogène phosphorylase, la faisant passer de la forme b à la forme a qui brise la liaison glycosidique alpha-1,4 qui unit le dernier glucose d'une branche au reste de la molécule. Une alpha-glucosidase hydrolyse les résidus glucose reliés en alpha-1,6. Le glycogène libère essentiellement du glucose 1P isomérisé par une phosphomutase en glucose 6-P qu'une glucose 6-phosphatase, dans le réticulum endoplasmique des cellules hépatiques, hydrolyse en glucose. En outre, une petite quantité de glycogène est dégradée par une alpha-1,4 glucosidase lysosomiale. Dans le muscle, le glucose 6P est le substrat de la glycolyse.

Dans les muscles striés, le relargage d'ions calcium par le réticulum endoplasmique et leur fixation sur la protéine calmoduline activent une protéine kinase calmoduline dépendante qui, en présence d'ATP, phosphoryle aussi la glycogène phosphorylase kinase.

Action du glucagon

Sécrété par les cellules alpha pancréatiques, le glucagon est une hormone hyperglycémiante, aux effets inverses de ceux de l'insuline.
Il inhibe la glycogénogenèse, stimule dans le foie la production de glucose à partir du glycogène (glycogénolyse) ou d'acide pyruvique à partir du glucose (glycolyse), il favorise la lipolyse et la protéolyse.

Le glucagon, polypeptide hyperglycémique de 29 acides aminés, est sécrété par les cellules alpha des îlots de Langerhans. Le gène GCG du chromosome 2 (exprimé aussi dans l'estomac, l'intestin et le cerveau) code pour un pré-pro-glucagon clivé par action d'une proconvertase 2 dans les cellules alpha pancréatiques en un fragment glucagon (actif, le plus abondant), un fragment GRPP (polypeptide lié à la glicentine), un fragment MPF (major proglucagon derived peptide) formé de GLP1+IP2+GLP2 (fig. 21). Au niveau de la membrane cellulaire, le peptide 1-29 est dégradé en deux portions dont la carboxyterminale 19-29 (microglucagon) agit par une voie de signalisation indépendante de celle du glucagon, mais les deux voies conduisent à l'activation de la glycogène phosphorylase a.
Dans les cellules de l'intestin grêle le clivage du proglucagon par les proconvertase 1 et 3 produit la glicentine (GRPP+glucagon+IP1), l'oxyntomoduline, et les GPL1 (glucagon-like peptide1), IP2, GPL2.

L'activation des récepteurs du glucagon présents dans le foie, le coeur, le rein, le tissu adipeux, le cerveau, codés par le gène GCGR du chromosome 17, couplés aux protéines G, déclenche la formation d'AMPc qui active des protéines kinases (fig. 14) dont celle qui, phosphorylant la glycogène syntase, la désactive (ce qui stoppe la glycogénogenèse) et celle qui active la phosphorylase kinase (ce qui enclenche la glycogénolyse dans le foie, les muscles, les adipocytes). Le glucagon peut aussi se fixer sur le récepteur de GLP1 (gène du chromosome 6).
Le glucagon inhibe la glycolyse (par inhibition de la 1-phosphofructokinase) et stimule la néoglucogenèse par activation de la fructose 1,6 diphosphatase. Il augmente la cétogenèse par activation de la triglycéride lipase dans le foie et les adipocytes où le glycérol et les acides gras formés à partir des triglycérides sont relâchés dans le sang. Le glucagon inhibe la lipogenèse dans l'hépatocyte et active la lipolyse dans l'adipocyte.
Il stimule la sécrétion de gastrine, de VIP, de CCK et inhibe la sécrétion de somatostatine, de sécrétine. Alors que le glucagon pancréatique a un effet hyperglycémiant, les peptides intestinaux ont un effet hypoglycémiant. La CCK, le GIP, le GPL1 stimulent la sécrétion d'insuline.
Au niveau protéique, le glucagon stimule la capture des acides aminés glucogéniques par les hépatocytes, favorisant ainsi la néoglucogenèse et il stimule la production d'insuline par le pancréas, des catécholamines par les médullosurrénales. Il diminue la mobilité intestinale et la sécrétion de pancréas exocrine. Le miniglucagon a des effets chronotrope et ionotrope sur le coeur.

La glycogénolyse (fig. 17) débute par action de glycogène phosphorylases qui phosphorylent la liaison alpha-1,4 unissant le dernier glucose au reste de la molécule de glycogène. Il y a 3 isoenzymes, l'une dans le foie, formée de 2 sous-unités, codée par le gène PYGL du chromosome 14, une autre dans le muscle, formée de 4 sous-unités, codée par le gène PYGM du chromosome 11, la dernière dans le cerveau, codée par le gène PYGB du chromosome 20.
L'amyline (IAPP) participe au métabolisme du glycogène musculaire, avec l'insuline.

3. La néoglucogenèse (= gluconéogenèse)

Quand le glycogène des tissus est épuisé (à la suite d'un jeûne, par exemple) le glucose indispensable est produit à partir de substrats non glucidiques (pyruvate, lactate, glycérol, acides aminés tels que l'alanine, la sérine, la thréonine, l'asparagine...), par le processus de gluconéogenèse dans le foie et, dans une moindre mesure, le rein et l'intestin (pas dans le muscle). Elle est majoritairement régulée par les deux gènes codant pour la phosphoénolpyruvate carboxykinase (PEPCK) et la glucose-6-phosphatase (G6Pase). Les promoteurs de ces gènes ont des séquences (dites IREs, insulin response elements), où se fixent les facteurs de transcription FOXO1 et FOXO3. L'insuline active la phosphorylation des FOXO, d'où la diminution de l'expression des gènes codant G6Pase et PEPCK.

Les précurseurs de la néoglucogenèse sont le pyruvate, le lactate issu du pyruvate, le glycérol provenant de la dégradation des triglycérides dans les adipocytes, l'alanine issue de la tansmutation du pyruvate et d'autres acides aminés glucoformateurs, résultat de la dégradation des protéines. Dans la néoglucogenèse (fig. 20) le pyruvate du cytosol passe dans la mitochondrie où il donne de l'oxaloacétate (OAA) par action d'une pyruvate carboxylase dont l'un des sites actifs est la biotine. L'oxaloacétate entre dans le cycle de Krebs, ou bien il est transporté dans le cytosol. Ce transport se fait en présence de NADH,H+, par transformation de l'OAA en malate redonnant, sous l'effet d'une malate déshydrogénase (et avec du NAD), de l'oxaloacétate cytosolique. Ce dernier, par décarboxylation et phosphorylation en présence de GTP, par action de la PEPcarboxykinase, donne du phosphoénolpyruvate : (PEP) qui devient le 2–phosphoglycérate (2BPG), puis 3-phosphoglycérate, le 1,3-biphosphoglycérate, les trioses glycéraldéhyde-3-phosphate et dihydroxyacétone phosphate, passant au fructose 1,6 biphosphate, puis déphosphorylation du fructose 1,6 biphosphate par la F1,6 diphosphatase, et déphosphorylation de G6P en alpha-D-glucose par la glucose phosphatase. Essentiellement localisées dans le foie, les réactions de la néoglucogenèse se font en partie avec les enzymes de la glycolyse, sauf au niveau des trois réactions irréversibles, catalysées par des enzymes différentes de celles de la glycolyse : le passage G6P à G1P qui fait intervenir une glucose-6-phosphatase (dans les membranes du réticulum endoplasmique), le passage fructose-1,6 biphosphate à fructose-6-phosphate qui fait intervenir une fructose-1,6 biphosphatase (dans le cytosol), la pyruvate carboxylase.

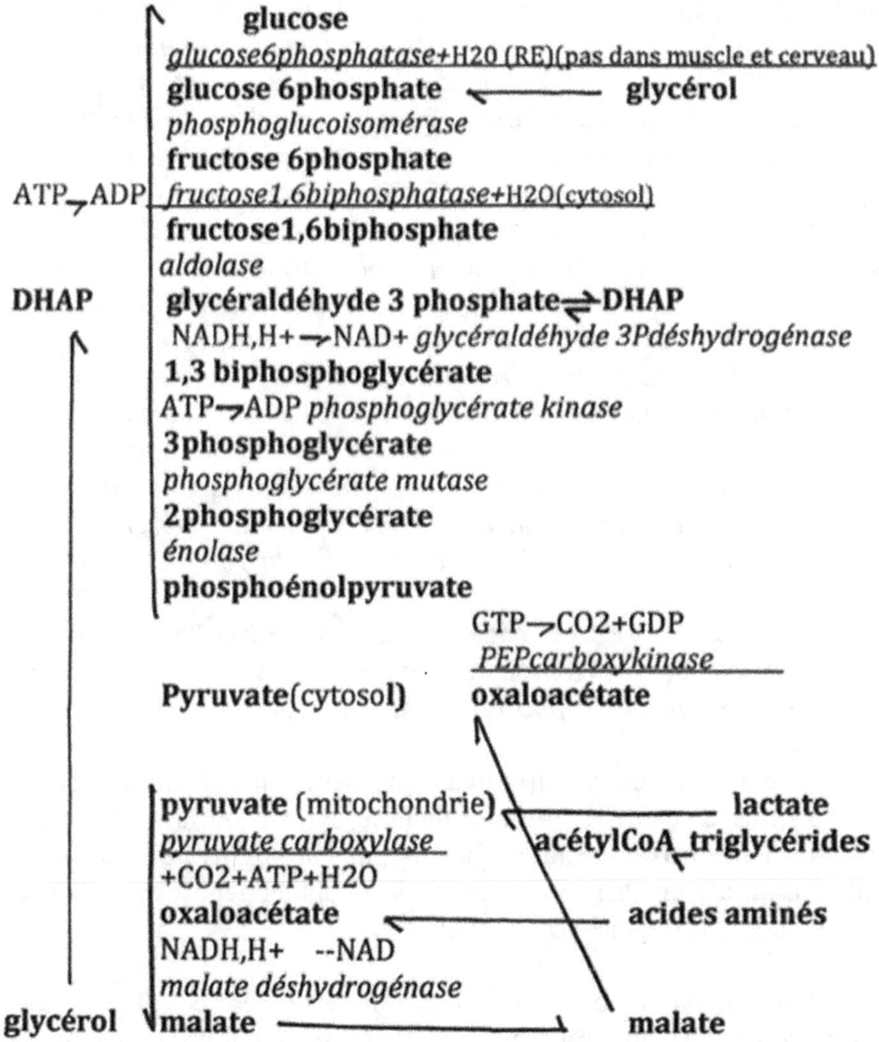

bilan de la néoglucogenèse :
2pyruvate+4ATP+2GTP+2NADH,H+,+4H2O→ glucose+4ADP+2GDP+2NAD +6Pi+2H+

Fig. 20 Schéma de réactions de la néoglucogenèse, synthèse de glucose à partir de pyruvate, de lactate, de triglycérides, d'acides aminés.

Pour la production de glucose à partir de pyruvate sont utilisées en partie les enzymes de la glycolyse, mais trois réactions sont irréversibles et assurées par des enzymes spécifiques de la néoglucogenèse : celles catalysées par l'hexokinase, la phosphofructokinase, la pyruvate kinase, remplacées donc, respectivement, lors de néoglucogenèse, par la glucose-6phosphatase, la fructose 1,6 biphosphatase, et la pyruvate carboxylase. Dans une première phase, le pyruvate franchit la membrane mitochondriale et dans la mitochondrie, il est carboxylé par la pyruvate carboxylase et transformé en oxaloacétate. Ce dernier, sous l'action de la malate déshydrogénase mitochondriale, devient du malate passant dans le cytosol où la malate déshydrogénase le transforme en oxaloacétate donnant du phosphoénolpyruvate, par effet de la PEP carboxylase.
Le lactate sanguin, venant du muscle, est transformé dans le foie en pyruvate, donnant accès à la gluconéogenèse. Des acides aminés, par la voie de l'alphacétoglutarate et du pyruvate, entrent dans la néoglucogenèse, comme les triglycérides par la voie de l'acétylCoA, et du cycle de Krebs.
La régulation entre les deux processus : glycolyse (production d'énergie) et néoglucogenèse (consommation d'énergie) est assurée essentiellement par le rapport cellulaire ATP/AMP.

Au niveau phosphoénolpyruvate-pyruvate intervient une PEP carboxykinase (PEPCK présente dans le cytosol ou la mitochondrie) transformant l'oxaloacétate fourni par la pyruvate carboxylase mitochondriale en PEP. Le bilan de la néoglucogenèse est : 2 lactate +6ATP donnent 1 glucose + 6ADP + Pi.

Du fait de réactions de sens inverse entre glycolyse et néoglucogenèse, une régulation allostérique, selon les valeurs du rapport ATP/AMP, se fait entre phosphofructokinase1/fructose 1,6 biphosphate et entre pyruvate déshydrogénase et pyruvate carboxylase. En outre, selon la concentration en fructose 2,6 biphosphate (résultant de la phosphorylation du fructose 6P et dépendant de l'AMPc et d'une protéine kinase A), il y a orientation vers la glycolyse ou vers la néoglucogenèse.

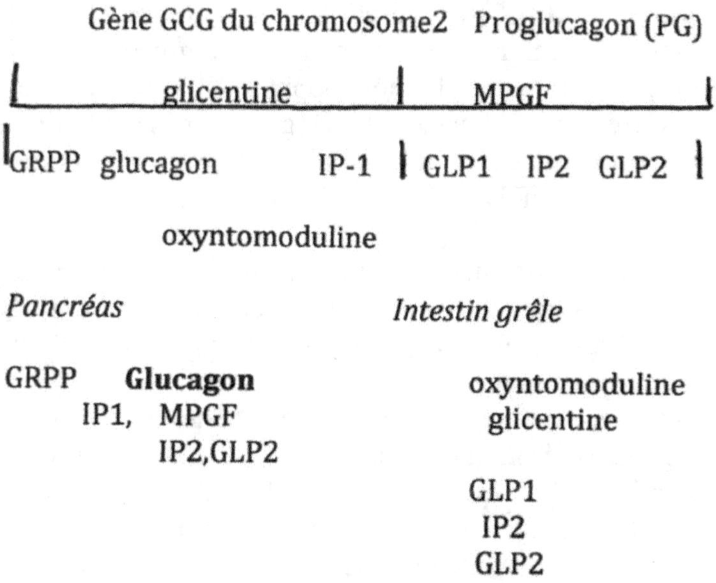

Fig. 21 Synthèse du glucagon. Le gène GCG du chromosome 2 code pour un ARNmessager de 100 acides aminés, qui est le proglucagon (PG). transformé ensuite par maturation protéolytoque (MPGF : major paraglucagon, GRPP : glicentine related polypeptide) en différentes hormones actives dont la nature diffère selon les tissus. Dans le pancréas et l'estomac le glucagon est la forme majoritaire, alors que dans la muqueuse intestinale et le système nerveux central sont surtout libérés la glicentine et l'oxyntomoduline

4. Action des glucocorticoïdes, de l'hormone de croissance, des hormones thyroïdiennes, de l'ACTH

Ces hormones sont hypoglycémiantes.
Des hormones gastro-intestinales du système endocrine diffus APUD (amine precursor uptake decarboxylation) : les incrétines (GLP1, glucagon-like peptide 1, sécrété par les cellules du jéjunum et de l'iléon ; les GIP, glucose-dependent insulinotropic peptide, sécrétés par les cellules K du duodénum) et la cholécystokinine (CCK), sécrétée par les cellules I du duodénum), augmentent la réponse insulino-sécrétoire.

Dans le foie, le cortisol, sécrété par les glandes surrénales, stimule la néoglucogenèse et inhibe la consommation de glucose dans les tissus périphériques. Sécrétée par l'antéhypophyse, l'hormone de croissance stimule la sécrétion de glucagon, la néoglucogenèse et la lipolyse. Les hormones thyroïdiennes stimulent l'absorption intestinale de glucose et un peu la glycogénolyse. L'ACTH stimule la sécrétion de cortisol, la lipolyse.
Les GIP augmentent le flux sanguin mésentérique et, en synergie avec l'acétylcholine, stimulent la synthèse et la libération d'insuline pendant l'hyperglycémie postprandiale, en augmentant l'entrée et le recyclage des ions calcium.
La neurotensine, petit peptide endocrine sécrété par les cellules N de l'intestin grêle (présent aussi dans l'hypothalamus), provoque une hyperglycémie par blocage de l'insuline. La substance P, neuropeptide produit par les cellules E et C1 de l'intestin, inhibe la sécrétion d'insuline et augmente celle du glucagon.

B. Régulation nerveuse de la glycémie

Le glucose circulant est le substrat majeur d'information pour le système nerveux central de l'état énergétique de l'organisme.
Une diminution du taux de glucose sanguin est perçue au niveau du système nerveux central par des neurones gluco-sensibles et des neurones gluco-répondeurs, présents dans deux structures cérébrales : l'hypothalamus constitué de plusieurs noyaux (noyaux ventro-médians VMN, arqués NA, paraventriculaires PVN, dorso-médians DMN et hypothalamus latéral LH) et le tronc cérébral. Partie caudale du tronc cérébral, le complexe dorsal vagal est composé du noyau du tractus solitaire NTS, de l'area postrema et du noyau dorsal moteur du nerf vague DMX. L'information au niveau thalamique est transmise au système nerveux autonome (qui agit sur les organes cibles directement ou par la libération d'hormones) par le LH en relation directe avec le DMX et le NTS et par le VMH en connexion avec les fibres préganglionnaires sympathiques dans la colonne médio-latérale de la moelle épinière.
Après intégration des informations transmises par les hormones gastro-intestinales, l'hypothalamus et le tronc cérébral, la glycémie est régulée en mobilisant les systèmes nerveux efférents sympathique et parasympathique, portés par le nerf vague et les nerfs sympathiques, le tonus sympathique augmentant la glycémie (par activation de la glycogénolyse hépatique), le tonus parasympathique stimulant le stockage de glycogène et la lipogenèse.

Les îlots pancréatiques, richement irrigués, sont innervés 1. par des fibres sympathiques (fibres post-ganglionnaires dont les centres nerveux sont situés dans les ganglions coeliaques ou paravertébraux, neurones préganglionnaires provenant de l'hypothalamus ventro-médian) produisant la noradrénaline (= norépinéphrine) et 2. par des fibres parasympathiques (nerf vague dont le centre nerveux est l'hypothalamus latéral) produisant l'acétylcholine.
Une diminution soudaine de glucose entraîne la libération par les glandes médullosurrénales d'adrénaline qui augmente la sécrétion de glucagon et elle diminue celle d'insuline (stimulation alpha-adrénargique).
Les fibres parasympathiques contiennent des neuropeptides (polypeptide intestinal vasoactif : VIP, polypeptide activant l'adénylate cyclase pituitaire : PACAP, polypeptide libérant la gastrine (GRP), qui stimulent, comme l'acétylcholine, la sécrétion d'insuline et de glucagon. De même, les neurones sympathiques innervant les îlots de Langerhans ont des peptides (neuropeptides Y, NPY, galanine) qui inhibent la sécrétion insulinique stimulée par le glucose. Des hormones gastro-intestinales : les incrétines (GLP1 glucagon-like peptide 1, sécrété par les cellules du jéjunum et de l'iléon, GIP, glucose-dependent insulinotropic peptide, sécrété par les cellules K du duodénum, et la cholécystokinine (CCK), sécrétée par les cellules I du duodénum) augmentent la réponse insulino-sécrétoire.
Présent dans les neurones gluco-sensibles, l'orexine (ou hypocrétine) est un peptide stimulant la prise de nourriture, comme la ghréline dont les effets stimulateurs sont liés en partie à l'activation du système NPY hypothalamique.
Des influx nerveux d'origine cervicale et oesophagienne (associés à la déglutition) stimulent la libération d'insuline par le pancréas. Non seulement l'insuline a des actions au niveau glucidique, lipidique et protidique, mais aussi elle joue le rôle de facteur de croissance, en stimulant la formation des somatomédines IGF1, IGF2.

DEUXIÈME PARTIE

LES MALADIES LIÉES AUX SUCRES

I. LES CARIES DENTAIRES

La consommation de glucides est l'un des nombreux facteurs responsables de la formation de caries, maladies bactériennes de la partie minéralisée des dents, aboutissant à la formation d'une cavité. Dans la cariogenèse interviennent, avec des prédispositions génétiques, bien d'autres facteurs, tels la quantité de glucides ingérée, la consistance des aliments, la fréquence de l'alimentation...

Sur une pellicule organique acellulaire adhérant à la surface des dents (pellicule acquise), au niveau des parties rugueuses et dans les endroits où l'autonettoyage salivaire est faible, certaines bactéries du microbiote buccal se fixent, ouvrant la colonisation à d'autres espèces qui forment la plaque dentaire. C'est un amas de colonies bactériennes inclus dans une matrice intercellulaire, sécrétée par les bactéries, enrichie par des restes de salive, de fluide gingival et d'aliments. La matrice est riche en composés polysaccharidiques élaborés par les bactéries à partir des sucres, en glycoprotéines bactériennes et en divers produits du métabolisme bactérien. Par fermentation des glucides présents dans la bouche, ces bactéries cariogènes (*Streptococcus mutans, lactobacilles, Actinomycetes viscosus et A. naeslundi, Bifidobacterium dentium...*) produisent des acides (dont l'acide lactique) qui déminéralisent l'émail, puis atteignent l'ivoire, jusqu'à la pulpe (vaisseaux et nerfs de la dent). Dès que le pH descend au-dessous de 5,5 l'émail est lésé.
Des anomalies génétiques, affectant la structure de l'émail (amélogenèse) ou de l'ivoire (dentinogenèse imparfaite), montrent une prédisposition aux caries.
L'amélogenèse imparfaite (AI) est due aux mutations du gène AMEl lié à l'X (X p22.2), codant pour l'amélogénine, protéine intervenant dans la minéralisation de la dent. Dans les formes d'hérédité dominantes de l'AI sont en cause des mutations du gène ENAM (4q13.3) codant pour l'énaméline, autre protéine dentaire. Plus la proportion de ces protéines est grande, plus l'émail est résistant.
La dentinogenèse imparfaite (DI) touche 1/6000 à 1/8000 personnes. Elle est due à une cinquantaine de mutations connues du gène DSPP (sialophosphoproteine dentaire) codant pour une proprotéine qui se clive en trois protéines (DPP, phosphoprotéine dentinaire ; DSP,

sialoprotéine dentaire ; DGP, glycoprotéine dentaire) de la matrice extracellulaire, de fonctions différentes.
La prévention des caries passe par une alimentation raisonnée en sucres (pas de bonbons et autres sucreries, avec suppression du grignotage) et une hygiène bucco-dentaire régulière (brossage de dents...).

II. LES MALADIES GÉNÉTIQUES

1. PRINCIPES DE GÉNÉTIQUE MENDÉLIENNE

De nombreux caractères morphologiques, anatomiques, biochimiques, physiologiques et comportementaux sont héréditaires et la génétique mendélienne analyse les règles de transmission sur plusieurs générations d'un petit nombre de caractères, dans la descendance d'un seul couple parental.
Chaque individu humain est le produit d'une information génétique qui lui est propre, exprimée en fonction des conditions de son environnement. Cette information est codée dans des molécules d'acide désoxyribonucléique (ADN) contenues dans des organites de chaque cellule (le noyau, les mitochondries), mais aussi dans les microbes commensaux (génome microbiotique) dont il est porteur.

Chaque molécule d'ADN est composée de deux chaînes de monomères (les nucléotides) enroulées en une double hélice dextre. Chaque nucléotide (fig.22) est l'ester phosphorylé d'un nucléoside formé lui-même de l'association d'une base azotée (adénine : A, ou thymine : T, ou guanine : G, ou cytosine : C) et d'un sucre (le désoxyribose).
Dans le noyau des cellules humaines il y a 3,2 milliards de bases nucléotidiques enrobées dans des protéines, formant un réseau nommé chromatine. Un gène est le segment d'ADN (suite de nucléotides) correspondant à un caractère héritable. Il y a 23.000 gènes nucléaires, répartis sur les 23 paires de chromosomes (un chromosome dans chaque paire étant d'origine maternelle, l'autre d'origine paternelle) qui apparaissent lors de la division d'une cellule. Chaque chromosome est une molécule d'ADN enrobée de son enveloppe protéique. Les deux chromosomes de la même paire sont morphologiquement semblables (autosomes), sauf la paire de chromosomes sexuels, constituée chez l'homme d'un chromosome dit X et d'un chromosome dit Y (la paire de chromosomes sexuels de la femme étant formée de 2 X). Les paires de chromosomes sont numérotées de 1 à 22, plus les gonosomes (XX et XY). Certains protocoles de coloration font apparaître des bandes sur les chromosomes, donnant pour chacun un profil caractéristique.

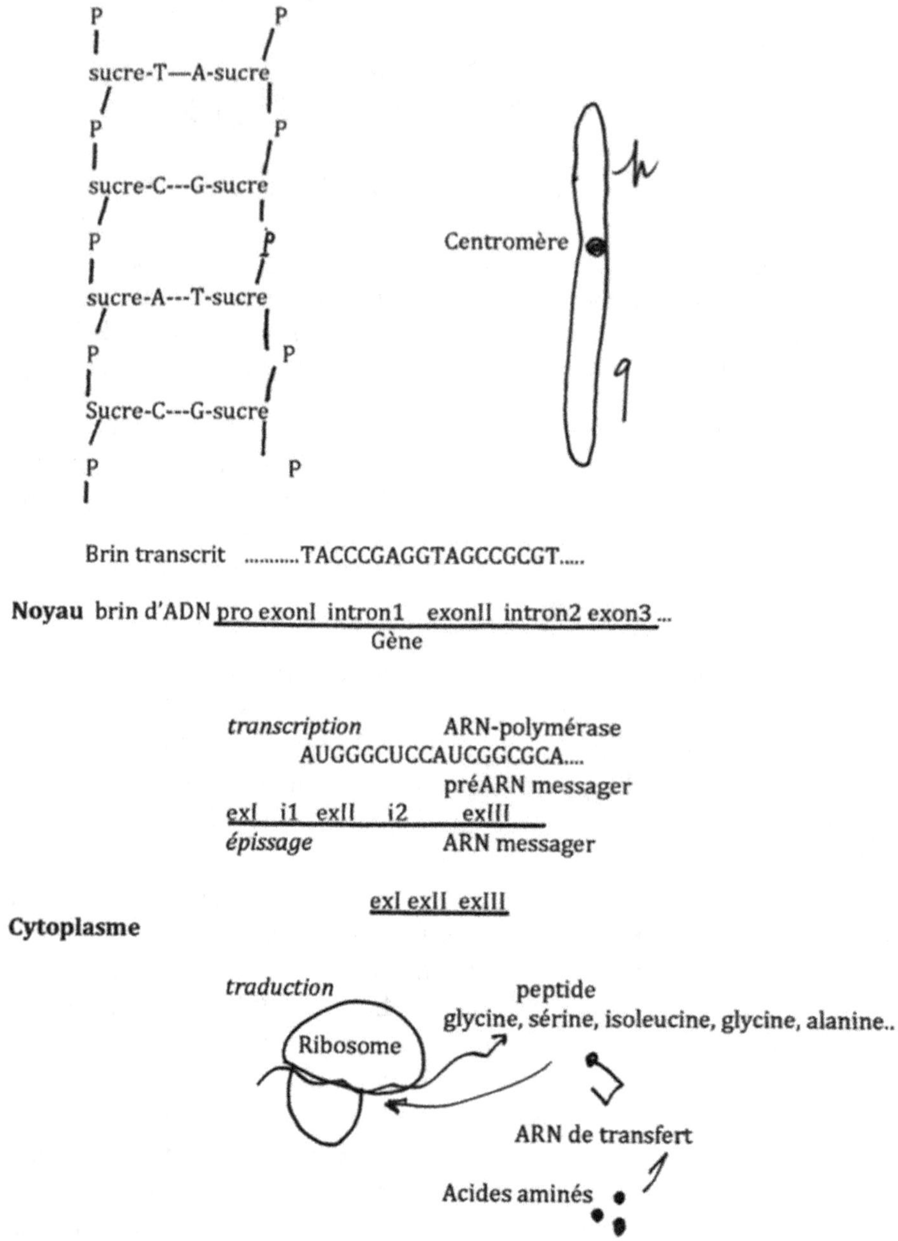

Fig. 22 Schéma d'un morceau de 2 chaînes de 4 nucléotides (un brin et son brin complémentaire). Chaque nucléotide est formé d'une base azotée (adénine : A, guanine : G, cytosine : C, thymine ; T), d'un sucre et d'un groupement phosphate.

Si le sucre est du désoxyribose, l'acide nucléique est de l'ADN (acide désoxyribonucléique), si c'est du ribose, l'acide nucléique est de l'ARN (acide ribonucléique) et la thymine est remplacée par l'uracyle. Les deux brins sont retenus par des liaisons hydrogène au niveau des bases, l'adénine s'appariant toujours avec la thymine et la cytosine avec la guanine. La molécule d'ADN a une configuration hélicoïdale, avec les deux brins antiparallèles.

Etapes de la synthèse d'un peptide à partir d'un brin transcrit d'ADN. Un gène est un segment de brin d'ADN formé d'une suite de nucléotides codant pour une information traduite en peptide. Lors de la transcription par une ARN polymérase, dans le noyau, une séquence nucléotidique d'ADN est transcrite en une séquence nucléotidique complémentaire d'ARN (adénine complémentaire de la thymine, uracyle complémentaire de l'adénine, guanine complémentaire de la cytosine, cytosine de la guanine). De cet ARN prémessager certaines séquences, par un processus dit d'épissage, vont être éliminées (introns), les séquences non excisées (exons) sont raboutées, ce qui produit l'ARN mature. Transporté dans le cytoplasme, il est traduit au niveau des ribosomes (particules ribonucléiques). Chaque suite de trois nucléotides (codon) correspond à un acide aminé (code génétique). Les ARN de transfert apportent aux ribosomes les acides aminés, chaque acide aminé ayant un ARN de transfert spécifique qui le transporte et le positionne au complexe ARNm-ribosome. Une suite de nucléotides est traduite en une suite d'acides aminés (polypeptide).

Les bandes sont numérotées par ordre croissant à partir du centromère (région du chromosome qui le lie aux fibres du fuseau de division) vers les extrémités. Le centromère peut être situé au centre du chromosome ou décalé vers une extrémité, ce qui distingue le bras court (p) et le bras long (q) du chromosome. Par exemple, 11 p15.4 fait référence à la bande 15-4 sur le bras court du chromosome 11.
Lorsqu'une cellule se divise, au cours d'un processus dit mitose, en deux cellules filles, l'ADN se duplique en deux molécules filles de séquences identiques à celles de la molécule matrice et chaque chromosome est divisé en deux chromatides soeurs portant les mêmes séquences ADN, si bien que les deux cellules filles ont la même information génétique nucléaire que la cellule mère.

1

A : gène muté sur autosome, dominant : maladie
a: gène normal
cas d'un croisement entre un hétérozygote atteint et un normal pour ce caractère

2

A : gène normal
a : gène muté récessif sur autosome
croisement entre deux hétérozygotes sains, mais porteurs du gène maladie

paires de chromosomes

	du père		de la mère		du père		de la mère	
Parents	A	a	a	a	a	A	a	A
méiose								
Gamètes	A	a	a	a	a	A	a	A

Fécondation

1

	A	a
a	Aa	aa
a	Aa	aa

2

	A	a
A	AA	Aa
a	Aa	aa

1 : Dans la descendance statistiquement La probabilité que l' enfant soit atteint par la maladie est de 2/4 (1/2).

2 : le quart des enfants est atteint

3

a : gène muté sur le chromosome X,
responsable de la maladie
croisement entre un homme sain et une femme saine mais porteuse du gène muté

	mère		père	
Parents	X	Xa	X	Y
Gamètes	X	Xa	X	Y

Fécondation

	X	Xa
X	XX	XXa
Y	XY	XaY

Dans la descendance ¼ des enfants sont atteints,
Les filles sont saines mais la moitié d'entre elles sont porteuses du gène « malade », la moitié des garçons sont atteints de la maladie.

Fig. 23.1 A la méiose, chaque gamète ne reçoit qu'un chromosome de la paire considérée, donc qu'un seul des deux allèles concernant le caractère en cause. Dans l'hérédité autosomique, les hommes et les femmes ont la même probabilité d'être atteints, la maladie touchant les deux sexes. Chaque descendant représente un évènement indépendant : si la probabilité d'être malade est de ½ pour le premier enfant, la probabilité que le troisième enfant soit atteint est de ½ x ½ x ½ =1/8 (principe d'indépendance). La probabilité que 2 des 3 enfants soient atteints est de 3/8 (principe d'additivité).

Dans un arbre généalogique d'hérédité autosomique dominante, les sujets atteints se répartissent selon une transmission verticale, touchant les deux sexes dans la même proportion.

2 Dans l'hérédité autosomique récessive, l'arbre généalogique montre une distribution horizontale des sujets atteints. Le plus souvent la maladie résulte du croisement de deux hétérozygotes cliniquement sains, la probabilité d'une telle union dépendant alors de la fréquence des hétérozygotes dans la population ou de l'appariement de deux sujets consanguins.

3 Les gènes mutés liés au chromosome X s'expriment pleinement chez les individus mâles, puisqu'ils n'ont qu'un seul X. Les cellules somatiques des individus de sexe féminin ont deux chromosomes X, mais un seul est génétiquement actif. En raison de l'inactivation aléatoire de l'un des deux X, l'expression des caractères liés à l'X est variable chez les femmes hétérozygotes pour un gène muté lié à l'X. Les unions ont généralement lieu entre une femme porteuse, hétérozygote et un homme sain. Le risque pour chacun des fils de recevoir le chromosome porteur du gène muté, donc d'être malade, est alors de ½. Si l'union a lieu entre une femme saine homozygote et un homme malade, tous les garçons seront sains, alors que toutes les filles porteront l'allèle muté du chromosome X de leur père.

Dans les organes génitaux, lors de la formation des cellules sexuelles (gamétogenèse), à partir d'une cellule diploïde à 46 chromosomes, une suite (méiose) de deux divisions chromosomiques successives, précédée d'une seule phase de réplication de l'ADN, aboutit à la formation de 4 cellules à 23 chromosomes.

Dans le testicule, chaque spermatogonie à 46 chromosomes donne ainsi 4 spermatozoïdes haploïdes à 23 chromosomes, et dans l'ovaire chaque ovogonie, en raison de divisions cytoplasmiques inégales, ne

donne qu'un gros ovule, avec de petites cellules appelées globules polaires.
En fait, dans l'espèce humaine c'est lors de la fécondation, quand le spermatozoïde pénètre dans l'ovocyte que la deuxième division méiotique se complète, produisant l'ovule dont les chromosomes s'ajoutent à ceux du noyau spermatique, (juxtaposition des noyaux mâle et femelle dans l'ovule fécondé) et un globule polaire. Au cours de la méiose peuvent se produire des échanges de segments d'ADN entre chromosomes homologues.
Ces enjambements (crossing-over) permettent une recombinaison génétique par échange de gènes entre chromosomes. La méiose permet, en outre, un réassortiment des chromosomes selon la façon dont les chromosomes homologues se répartissent lors de la division (le nombre de combinaisons possibles étant de 2 puissance n, si n est le nombre haploïde de chromosomes).

Lorsqu'un gène est exprimé (fig. 22), le code ADN d'un brin matrice est transcrit par une ARN polymérase en un code ARN (acide nucléique dont le sucre est le ribose) complémentaire (un nucléotide à guanine étant complémentaire d'un nucléotide à cytosine et un nucléotide à uracyle d'un nucléotide à adénine). Ce préARNm (ARN prémessager) est ensuite traduit dans le cytoplasme, à l'aide d'un adaptateur (ARN de transfert), en un enchaînement d'acides aminés (polypeptide) au niveau de nanorobots cellulaires : les ribosomes (qui sont des complexes ribonucléoprotéiques). Suite à la traduction, une séquence de nucléotides ADN (gène) devient une séquence d'acides aminés (polypeptide formant les protéines) caractéristique de l'espèce et des individus, qui peut être une enzyme catalysant alors des réactions chimiques. Un gène humain est formé d'un promoteur qui contrôle l'expression du gène, suite à la fixation de molécules dites facteurs de transcription, et de parties codantes, séquences transcrites et traduites (exons) et de parties non codantes (introns, séquences transcrites, mais absentes dans l'ARNm mature).
En effet, au cours d'un processus dit épissage, les introns sont éliminés par une machinerie complexe : le splicéosome. Grâce aux modalités de l'épissage, plusieurs ARNm différents peuvent être produits à partir d'un même gène.
Ils sont exportés dans le cytoplasme et traduits, selon le code génétique, en des chaînes différentes d'acides aminés dont la nature et l'ordre sont déterminés par la nature et l'ordre de succession des bases

nucléotidiques. Les quelque 23.000 gènes codant des protéines sont éparpillés dans des séquences non codantes.
Plus de 100.000 gènes sont transcrits en ARN non traduit en protéines, certains contrôlant l'expression des gènes codants.

Le phénotype est l'aspect visible de l'interaction entre un ou des gènes et les facteurs environnementaux. Des erreurs peuvent se produire dans les mécanismes de la duplication de l'ADN, modifiant les séquences nucléotidiques des gènes (mutations géniques) ou au cours de la division (mutations chromosomiques).
Les mutations géniques (modification du nombre de bases par perte ou gain ; changement de la nature des bases ou de leur ordre de succession) portent sur les chromosomes non sexuels (autosomes) ou sur les chromosomes sexuels. Chaque individu est porteur de plusieurs dizaines, voire de centaines, de variations qui modifient la lecture des gènes. Si la substitution d'un nucléotide par un autre (mutation ponctuelle) survient dans une région d'ADN codant, elle change le triplet d'un codon en celui d'un acide aminé différent, ce qui peut aboutir à la synthèse d'une protéine (de structure ou enzymatique) non fonctionnelle. Telle est l'origine de nombreuses maladies métaboliques.
Ainsi, la maladie de Tay-Sachs qui se manifeste dès les premiers mois de la vie (type 1, infantile, vers 3 à 6 mois ; type 2 juvénile, vers l'âge de 2 à 6 ans ; type 3, après 10 ans), par un retard physique et psychique, une cécité sévère, des anomalies morphologiques conduisant à la mort, est due à des mutations d'un gène HEXA du chromosome 15 (locus 15q23) codant pour la bêta-N-acétyl-hexosaminidase A, enzyme qui scinde les gangliosides (association de lipides et de sucres) qui, sans elle, s'accumulent dans les cellules nerveuses.
A un emplacement déterminé de l'ADN (locus), un gène peut exister sous plusieurs séquences nucléotidiques un peu différentes, dites allèles (deux le plus souvent). Si dans une paire de chromosomes homologues (morphologiquement identiques) deux allèles au même locus sont identiques, l'individu est homozygote, s'ils sont différents, il est dit hétérozygote.
Le phénotype est l'ensemble des caractères résultant de l'interaction du génotype (composition génétique) avec les facteurs environnementaux. Le phénotype d'un caractère résulte de l'action combinée des deux allèles correspondants, le cas le plus simple étant

la manifestation de l'un dit dominant et la non expression de l'autre dit récessif.
Ainsi, la maladie de Tay-Sachs est transmise selon le mode autosomique récessif (fig. 23). Un enfant malade a sur les deux chromosomes 15 les deux allèles mutés du gène HEXA (homozygotie). Il ne peut pas synthétiser l'enzyme hexosaminidase. Il a hérité du père le chromosome portant l'allèle muté et, semblablement, celui de la mère. Les parents hétérozygotes, eux, ne sont pas malades, car sur un chromosome de la paire 15 ils ont le gène HEXA fonctionnel, permettant la synthèse de l'enzyme. Lors de la méiose qui sépare les chromosomes de chaque paire, les spermatozoïdes du père sont porteurs soit du chromosome portant le gène muté, soit du chromosome portant le gène fonctionnel (dit sauvage). Il en est de même pour la mère. La fécondation au hasard entre les gamètes reconstitue un quart de paires homozygotes à gènes non mutés, une moitié de paires hétérozygotes avec un gène muté et un gène sauvage et un quart de paires homozygotes avec les deux allèles mutés. Pour un couple parental hétérozygote sain pour le caractère considéré, la probabilité d'avoir un enfant malade est donc de 1/4.
La probabilité d'union entre deux hétérozygotes pour le même allèle muté dépend de la fréquence des hétérozygotes dans la population, elle-même fonction de la fréquence de l'allèle muté dans la population. Ainsi, il y a, en général, un malade atteint de la maladie de Tay-Sachs pour 360.000 naissances, mais dans certaines populations (juifs ashkénazes d'Europe centrale, canadiens français, Cajuns de Louisiane), la fréquence est de 1/3600, car, au lieu d'un hétérozygote sur 250, elle est de 1/27. Le dépistage prénatal est alors recommandé, car il n'y a pas de traitement à cette maladie.
Les mutations peuvent porter sur des gènes du chromosome X (fig. 23) Ainsi, la maladie de Duchenne, affectant principalement les jeunes garçons, est une atteinte neuromusculaire caractérisée par une atrophie de tous les muscles, dont l'aggravation entraîne l'incapacité de marcher. Les malades décèdent généralement de complications respiratoires.
Cette myopathie est due aux mutations du gène DMD (au locus Xp21) codant pour une protéine membranaire : la dystrophine, indispensable au fonctionnement du muscle. Le garçon malade est donc porteur du chromosome X ayant le gène muté (incapacité de synthétiser la dystrophine). Il a hérité, le plus souvent, ce chromosome de sa mère

hétérozygote (qui n'était pas malade, l'autre X portant le gène fonctionnel), mais porteur sain. Elle a formé des gamètes dont la moitié recevait le chromosome X avec le gène muté, l'autre moitié le chromosome X avec le gène fonctionnel. La plupart des unions se font avec un homme sain (donc, au chromosome X porteur du gène sauvage). La recombinaison au hasard des gamètes donne toutes les filles cliniquement saines (la moitié d'entre elles homozygotes, l'autre moitié porteurs sains) et la moitié des garçons sains, l'autre moitié des malades.

Dans ce type d'union la probabilité d'avoir un enfant malade est de ¼ et, si c'est un garçon la probabilité qu'il soit malade, est de ½. Il n'y a pas de transmission d'un caractère récessif lié à l 'X d'un père à un fils.

De nombreuses pathologies génétiques sont d'hérédité autosomique dominante. Telle est l'hypercholestérolémie familiale, HF (augmentation du taux de cholestérol dans le sang). Normalement, le linoléate de cholestérol circule dans le sang, intégré dans des particules lipoprotéiques LDL (low density lipoproteins). Les LDL sont fixées sur des récepteurs de membranes cellulaires avant d'être dégradées. Dans 73% des cas l'hypercholestérolémie est due à plus de 50 mutations connues (essentiellement des délétions) du gène LDLR (low density lipoprotein receptor) qui est dominant, au locus 19 p13-2. Dans la descendance de première génération d'un couple dont l'un porte le gène muté sur le chromosome 19, la probabilité est 50% d'homozygotes sains et 50% d'hétérozygotes malades. Dans la descendance de deux hétérozygotes les probabilités sont ¾ de malades (1/4 homozygotes, ½ hétérozygotes) et ¼ d'homozygotes sains. La fréquence des hétérozygotes est de l'ordre de 1/200 à 1/500. Leur teneur en cholestérol peut dépasser 2 g/l.

Les homozygotes malades sont très rares (teneur en cholestérol sanguin au delà de 5g/l). Les fréquences des mutations varient d'une population à l'autre. Au Canada français 2 délétions et 3 mutations ponctuelles expliquent 73% des cas d'HF. L'excès de cholestérol sanguin favorise l'athérosclérose coronarienne.

Certaines maladies autosomiques dominantes (polypose colique, chorée de Huntington...) ne se manifestent que longtemps après la naissance (période de latence clinique). L'expressivité d'un gène traduit la nature et la sévérité du phénotype d'un allèle. La variation de l'expressivité est une caractéristique fréquente des traits autosomiques dominants.

La pénétrance d'un gène dans le cas d'une maladie dominante, est définie quantitativement par la détermination de la proportion de porteurs hétérozygotes d'un gène mutant qui exprime le phénotype. Les gènes qui affectent plusieurs fonctions (gènes à effets pléiotropiques) ont fréquemment une expressivité variable.

Des impacts environnementaux peuvent affecter chez des individus l'expression de certains gènes sans modifier leur séquence. Cette épigenèse (changements héritables de structure de la chromatine, sans modifications des séquences de l'ADN) se réalise le plus souvent par addition d'un groupement chimique méthyl (CH3) sur une cytosine d'un dinucléotide CG (cytosine, guanine) d'une séquence d'ADN déterminant le site d'initiation de la transcription (promoteur), ce qui resserre la chromatine, ou par fixation de groupements acétyles sur les histones, ce qui relâche la chromatine, favorisant ainsi l'expression des gènes. L'expression d'un gène méthylé est inhibée, si bien que le même gène, avec la même séquence, mais non méthylé, ne donne pas le même caractère et cette divergence se maintient pendant plusieurs générations.
C'est le phénomène d'empreinte parentale. Selon qu'un même gène est hérité du père ou de la mère, il est exprimé ou pas. La méthylation, assurée par des enzymes : les ADN méthyltransférases, est réversible grâce à l'action des enzymes TET (ten eleven translocation). L'épigenèse peut être due aussi à l'intervention de petits ARN contrôlant l'expression génétique, ou à un remodelage de l'ADN.

2. LES GLYCOGÉNOSES

Ce sont des maladies génétiques rares, liées au métabolisme du glycogène (synthèse, dégradation, utilisation), le plus souvent autosomiques récessives. Elles sont classées en plusieurs types selon le déficit enzymatique en cause (fig. 24). Les glycogénoses (GSD) sont hépatiques (I, III, IV, VI, IX et GSD 0), musculaires (II, III, IV, V, VII, IX, X, XI, XII, XIV, GSD 0), cardiaques (Danon) ou cérébrales (Lafora).
La régulation de la synthèse et de l'hydrolyse du glycogène est contrôlée d'un côté, par la protéine kinase A (AMPc dépendante) activée par le glucagon ou l'adrénaline, et de l'autre côté, par une protéine phosphatase activée par l'insuline. La protéine kinase A activée phosphoryle la glycogène phosphorylase kinase qui conduit à la dégradation du glycogène et elle phosphoryle aussi la glycogène synthase qui devient alors inactive, ce qui arrête la synthèse de glycogène.

La protéine phosphatase insulino-dépendante activée déphosphoryle la glycogène synthase, ce qui lui restitue son activité, et aussi la glycogène phosphorylase kinase et la glycogène phosphorylase, ce qui inhibe la dégradation du glycogène.

a. Anomalies de la glycogénolyse

Le déficit en glucose 6 phosphatase est responsable de la maladie de Gierke (GSD type I) traduite, dès la naissance, par une hypoglycémie, une surcharge glycogénique, une production accrue d'acide lactique et d'acide urique. Le déficit en alphaglucosidase acide (maladie de Pompe) donne une accumulation de glycogène dans les lysosomes, causant, notamment, des atteintes musculaires et abrégeant la durée de vie. Les déficits dans les différentes formes de la phosphorylase kinase (glycogénoses type WIII et IX, touchant le foie, le muscle ou les deux) donnent des profils cliniques hétérogènes, avec faiblesse musculaire, hépatomégalie, hypercholestérolémie, retard de croissance.
Le déficit en phosphorylase musculaire (maladie de McArdle, GSD type V) se traduit par une intolérance à l'effort. Le déficit en phosphorylase hépatique (maladie de Hers, GSD type VI) se traduit par une hépatomégalie, avec des épisodes hypoglycémiques. La maladie, bénigne, s'atténue avec l'âge. La maladie de Cori-Forbes (GSD type III), caractérisée dès la petite enfance par une hépatomégalie, une faiblesse musculaire croissante et une acidose du sang, est due à un déficit d'enzyme débranchante. La maladie de Danon, récessive liée à l'X, traduite par une cardiopathie sévère, est liée à un déficit d'une protéine de la membrane des lysosomes.

La maladie de Gierke (glycogénose de type 1) frappe 1/100.000 naissances, 1/100 des individus dans certaines populations étant des porteurs sains (l'immunité est autosomique, récessive). Elle est due à une déficience de la glucose 6 phosphatase transformant le glucose-6-phosphate, issu de la dégradation du glycogène, en glucose, réaction indispensable au maintien de la glycémie (fig. 17).
Sont en cause des mutations du gène G6PC (glucose 6 phosphatase catalytic subunit) du chromosme 17 (17q21.31).

Les glycogénoses

Anomalies de la glycogénolyse	**Anomalies de la glycolyse**	**anomalies synthèse de glycogène**
Maladie de Giercke G6PC glucose -6-phosphatase SLC37A4 G6P translocase	*GSD XIV* PGM1 G6phosphogluco-mutase	*GSD XV* GYG1 glycogénine
Maladie de Pompe GAA maltase acide	*anémie hémolytique* PGI G6phosphoisomérase	*maladie d'Andersen* GBE1 enzyme branchante
GSD VIII/Ixa/IXc-- PHKA2, PHKG2 phosphorylase kinase	*maladie de Tarui* PFKM phospho fructo-kinase	*GSD 0* GYS2,GYS1 glycogène synthase
GSD IXb PHKB,PHKA1,PHKG2 Phosphorylase kinase	*GSD XII* ALDOA aldolase A	*maladie de Lafora* EPM2A laforine EPM2B maline
Maladie de McArdle PYGM glycophosphorylase musculaire	*GSD XIII* ALDOA C aldolase C	**Anomalies transport du glucose**
Maladie de Hers PYGLphosphorylase hépatique	*maladie de di Mauro* PGAM2 phosphoglycérate mutase	*maladie de Vivo* SLG2A1 GLUT1
Maladie de Cori-Forbes AGL Enzyme débranchante		*syndrome de Bickel-Fanconi* SLG2A2 GLUT2
Maladie de Danon Gène de Xq24protéine LAMP2		

Fig. 24 Tableau des glycogénoses avec indication du déficit de l'enzyme en cause et du gène correspondant.

Il code pour la sous-unité catalytique G6P-alpha, protéine membranaire du réticulum endoplasmique (maladie de type a, GSD-1a) ou du gène SLC 37A4 (solute carrier family 37 number 4) du chromosome 11 (11q23), codant pour le transporteur de G6P (G6PT ou G6P translocase ; maladie de type b, GSD-1b) régulant le transport du G6 phosphate du cytoplasme dans le réticulum endoplasmique.
Plus de 30 mutations du gène G6PC sont connues dont la mutation W118R dominante chez les populations du Japon.
La maladie, affectant le foie, les reins et l'intestin, dans l'incapacité à utiliser le glycogène stocké, se manifeste dès la naissance par une

hypoglycémie sévère pendant le jeûne, une hyperlactacidémie (hyperacidose lactique), une hyperuricémie.
L'accroissement des réserves glycogéniques provoque une hépatomégalie et une néphromégalie. Dans le type b (20% des cas) il y a diminution du taux des globules blancs neutrophiles, d'où des infections répétées et une inflammation de l'intestin, marquées dès l'âge de 2 ans. Le diagnostic se fait par dosage de la glycémie après les repas et durant le jeûne. Un diagnostic prénatal passe par l'analyse des amniocytes ou du trophoblaste.
Le traitement consiste à éviter les hypoglycémies (nutrition entérale à débit constant la nuit), l'acidose, les hyperglycémies.
La forme infantile de la glycogénose de type II (maladie de Pompe) débute avant 3 mois par des difficultés de succion et de déglutition, une baisse de la tonicité musculaire, des atteintes respiratoires et des troubles cardiaques possibles. La prévalence (nombre de personnes malades en un lieu donné, à un moment donné) est de 1/138.0000 naissances aux Pays-Bas. Le décès peut survenir dès la première année. Une forme juvénile se manifeste avant l'âge de 20 ans. La forme adulte (1/57.000) se traduit par une myopathie débutant aux membres inférieurs et une atteinte musculaire respiratoire, une augmentation de volume du foie, une mort habituellement précoce. La maladie (autosomique récessive) est due à des mutations (plus de 150 connues) du gène GAA (glucosidase alpha acid) du chromosome 17 (17q25), codant pour l'alpha 1,4 glucosidase acide (= maltase acide) qui assure la dégradation du glycogène en glucose (fig. 17). Cette dégradation ne se faisant plus (l'enzyme ne fonctionnant qu'à 1% chez les formes infantiles, 30% chez les formes tardives), le glycogène s'accumule dans les lysosomes. Plus la maladie se manifeste tôt, plus elle est sévère.
La confirmation du diagnostic est la détermination du taux d'enzyme alpha-glucosidase acide dans les leucocytes du sang ou, plus rarement, dans une biopsie cutanée ou musculaire. On peut aussi doser le taux sanguin de créatine kinase, enzyme musculaire libérée par les muscles malades, mais ce test est moins spécifique. Vient ensuite la confirmation génétique. Touchant les muscles, le coeur, les poumons, la maladie, chez l'enfant, peut être confondue avec une cardiomyopathie hypertrophique (mais sans atteinte musculaire) ou amyotrophie spinale type 1 (mais qui n'affecte pas le coeur).
Les formes tardives peuvent être confondues avec la maladie de Danon (avec atteinte cardiaque sévère et retard mental) ou d'autres

causes de myopathie. Chez les personnes à risque, on peut procéder à des diagnostics précoces permettant de limiter les complications cardiaques et pulmonaires. Le diagnostic prénatal est possible.
Outre les traitements touchant les différents symptômes, des perfusions tous les 15 jours d'alpha-glucosidase (myozyme) améliorent les symptômes et prolongent la durée de vie, mais, chez 40% des traités, elles ont des effets secondaires graves.

Les déficits en phosphorylase-kinase donnent des symptômes hétérogènes. La phosphorylase kinase est une protéine complexe, formée de deux sous-unités régulatrices : alpha et bêta, une sous-unité catalytique gamma et une sous-unité delta qui est une molécule de calmoduline codée par le chromosome X. Des mutations des gènes codant pour les 4 sous-unités de la phosphorylase kinase, entraînent une grande variation de l'expression clinique de la maladie (fig.17). Dans la glycogénose de type VIII/IX a (une des plus fréquentes) l'activité est faible dans le foie et les globules rouges, normale dans le muscle. Le déficit enzymatique dans le foie est dû à des mutations du gène PHKA2 (phosphorylase kinase regulatory, subunit alpha 2) du chromosome X en Xp22, codant pour la sous-unité alpha L 2 ou du gène PHKG2 du chromosome 16 (16q12,q13) codant pour la sous-unité gamma (GSD IXc déficit de phosphorylase kinase hépatique). Dans le déficit enzymatique hépatique et musculaire (GSD IX b) sont en cause des mutations de PHKB codant pour la sous-unité bêta du chromosome 16. Dans le déficit musculaire il s'agit de mutations du gène PHKA1 du chromosome X (Xq13), codant pour la sous-unité alpha M 1, en Xq12-q13 ou du gène PHKG1 du chromosome 7 codant pour gamma 1.
L'hérédité, selon le gène en cause, peut donc être autosomique récessive ou récessive liée à l'X (maladie de l'X). La maladie se manifeste par une hépatomégalie marquée, une hypercholestérolémie, une hypotonie musculaire faible, une hypoglycémie après un jeûne prolongé, un retard de croissance.
Le diagnostic porte sur la détermination de l'activité enzymatique PHK dans les globules rouges et des tests génétiques. Le traitement consiste en repas fréquents, riches en glucides.

D'hérédité autosomique récessive, apparaissant entre 10 et 20 ans, la maladie de Mc Ardle, affectant les muscles squelettiques, est due à l'incapacité de fabriquer la glycogène phosphorylase musculaire, suite à des mutations du gène PYGM du chromosome 11 (11 q13). La mutation pR50X représente 40 à 50% des allèles dans les populations caucasiennes. Cette glycogénose de type V (GSD V, glycogen storage disease V) se manifeste dès l'enfance par une intolérance à l'effort, puis avec l'âge, par des crampes musculaires graves (dans les jambes après la marche, dans les bras après avoir soulevé des poids, dans la mâchoire après mastication). Le tissu musculaire se dégrade, libérant de la myoglobine qui donne à l'urine une coloration foncée, rouge brun (myoglobinurie). Un test sanguin révèle un taux élevé de créatine kinase, indicateur des atteintes musculaires et un déficit de l'enzyme. Le traitement se fait par ingestion de glucose lors des exercices. Des essais sont faits d'ingestion d'une huile végétale, le triheptanoïne, agissant sur le cycle de Krebs. Le pronostic d'évolution de la maladie reste favorable, si la myoglobinurie ne provoque pas une insuffisance rénale.

Un *d*éficit de phosphorylase hépatique codée par le gène PYGL du chromosome 14 (14q21q22) est cause de la maladie de Hers, glycogénose de type VI bénigne, marquée par un stockage de glycogène, l'hépatomégalie (sans augmentation marquée des transaminases) tendant à disparaître à la puberté, des taux élevés de corps cétoniques dans le sang.

La maladie de Cori-Forbes (GSD-III : glycogénose de type III) touche 1/100.000 naissances (un peu plus chez les Nord-Africains, 1/5000 chez les Inuits, 1/3600 chez les populations des îles Féroé). Autosomique récessive, elle est due à un déficit de l'enzyme débranchante amylo-1,6-glucosidase, tenant à une trentaine de mutations du gène de l'amylo-alpha-1,6-glucosidase seule (GSD IIIc) et de la 4-alpha-glucose transférase seule (GSD IIId) ou les deux, GSD IIIa, b) du chromosome 1 (1p21). Dans le type majoritaire IIIa le déficit en enzyme est marqué dans le foie et dans les muscles.
Il est restreint au foie dans le type IIIb (15% des cas), aux muscles dans le type IIIc (rare). Le type IIId (rare) tient à une mauvaise activité de la glycosyl transférase des muscles et du foie.
Dès l'enfance il y a hépatomégalie avec hypertransaminasémie, acidose sanguine, hypercholestérolémie. Le traitement consiste en repas fréquents, avec supplémentation en amidon cru.

Révélée après l'âge de 10 ans et plus tardivement chez les filles, par une atteinte cardiaque sévère et une faiblesse musculaire, la maladie de Danon est due à un déficit en glycoprotéine membranaire LAMP2 (lysosomal associated membrane protein 2). Sont en cause plusieurs mutations possibles du gène du chromosome X (locus Xq24). L'activité maltase déshydrogénase est normale ou augmentée. La biopsie musculaire montre la surcharge de glycogène. Le décès est possible chez les jeunes par arythmie soudaine.

b. Anomalies de la glycolyse

La maladie de Tarui (GSD de type VII) est due à un déficit de la phosphofructokinase, enzyme clé de la glycolyse anaérobie, avec stockage de glycogène musculaire qui se retrouve dans le déficit en aldolase, responsable de myopathies. Autre glycogénose musculaire (type X) : la maladie de di Mauro. Une surcharge de glycogène dans le foie et le rein existe aussi dans le syndrome de Bickel-Fanconi.

Le déficit en phosphoglucomutase, (GSD XIV), manifesté par des crampes et une rabddomyolyse lors d'une intense activité musculaire, résulte de mutations du gène PGM1 du chromosome 1 (1p 31.3)), qui entraîne une surcharge en glycogène cellulaire (fig. 10).

Des mutations du gène PGI du chromosome 19 (19q13.11) codant pour la glucose 6 phosphoisomérase (phosphoglucomutase) provoquent une anémie hémolytique chronique.

La maladie de Tarui est une forme rare (une centaine de cas dans le monde) de stockage du glycogène (glycogénose de type VII), due à un déficit en phosphofructokinase musculaire résultant de mutation du gène PFKM (phosphofructokinase muscle) du chromosome 12 (12q13). Elle se manifeste dès l'enfance par des souffrances à l'effort plus sévères que dans la maladie de Mc Ardle, avec hémolyse et hyperuricémie.
Le diagnostic se fait par biopsie musculaire, constat d'accumulation de glycogène anormal et déficit d'enzyme. Le traitement consiste à éviter les efforts.
Il y a trois isoformes de l'aldolase : l'aldolase A, aldolase, fructose biphosphate A, (dans le muscle strié, les lymphocytes et les globules rouges), codée par le gène ALDOA du chromosome 16 (16p11.2), l'aldolase B (dans le foie), du gène ALDOB du chromosome 9 et

l'aldolase C (dans le tissu nerveux) du gène ALDOC (ENO3) du chromosome 17 (17q11.2). Les aldolases A et C interviennent principalement dans la glycolyse, l'aldolase C dans la néoglucogenèse. Le déficit en aldolase A (GSD XII) produit une myopathie avec rhabdomyolyse (destruction des fibres musculaires) et une maladie hémolytique. Le déficit en aldolase C est cause de la GSD XIII (fig. 10).

Le déficit en phosphoglycérate mutase 2 codée par le gène PGAM2 du chromosome 7 (7p13) est responsable de la maladie neuromusculaire de di Mauro (glycogénose de type X).

En raison de ses interactions avec différentes protéines, les variations de teneurs en glycéraldéhyde-3-phosphodéshydrogénase (GAPDH) dépendant de l'activité d'un gène du chromosome 12 sont liées à diverses maladies dégénératives et de sénescence.

c. Anomalies de la synthèse du glycogène

La protéine glycogénine amorce la synthèse de glycogène à partir du glucose entré dans le foie par le transporteur GLUT2 et dans le muscle par le transporteur GLU4. A partir du glucoe-1-phosphate, trois enzymes permettent la synthèse du glycogène : l'UDP-glucose phosphorylase, la glycogène synthase, l'enzyme branchante.

Le déficit en glycogénine (GSDXV, fig.17) impliquant le gène GYG1 : glycogenine1 du chromosome 3 (3q24), se traduit par une faiblesse musculaire et une cardiomyopathie sévère (arythmies fréquentes).
La maladie d'Andersen (3% des glycogénoses) ou GSD de type IV est due à un déficit d'enzyme branchante, (gène GBE1 : 1,4-alphaglucose branching enzyme 1*)*, du chromosome 3 (3p12.2) donnant des formes anormales de glycogène (polyglucosans).
Elle se manifeste à tous les âges, même parfois avant la naissance, par des atteintes musculaires (myopathie), neurologiques, spléniques et hépatiques (hépatomégalie). Elles évoluent en cirrhose.
Dans des myopathies à polyglucosans ont été mises en cause des mutations des gènes GYG1 (glycogénine 1).

Le déficit en glycogène synthase (fig.17) n'est pas strictement parlant une glycogénose (type 0) puisqu'il ne se traduit pas par une accumulation de glycogène. Il est connu dans quelques dizaines de cas. La forme hépatique (mutation du gène GYS2 du chromosome 19, 19q13.33), se manifeste dès la petite enfance par une hypoglycémie au jeûne, sans hépatomégalie, une hyperacétonémie. La forme musculaire (gène GYS1 du chromosome 12, 12p12.1) se traduit par une intolérance à l'effort, une atteinte cardiaque.
La maladie de Lafora qui débute entre 10 et 20 ans, marquée par des crises d'épilepsie myoclonique, une détérioration des fonctions cérébrales, une atteinte cognitive progressive, est due à une accumulation de particules dites corps de Lafora (polyglycans) dérivant d'une mauvaise synthèse de glycogène. Des mutations des gènes EPM2A (6q24.3) codant pour la laforine, EPM2B (6q22) codant pour la maline sont en cause. Le couple laforine-maline bloque la synthèse de glycogène dans les neurones.

d. Anomalies des transporteurs du glucose

La maladie de Vivo est due au dysfonctionnement du transporteur de glucose GLUT1 codé par le gène SLG2A1 du chromosome 1.
D'hérédité autosomique dominante, elle se manifeste dès les premiers mois, par des crises d'épilepsie infantiles, résistantes au traitement anticonvulsant, par un retard du développement cranien donnant une microcéphalie, par un retard psychomoteur. Le taux de glucose reste bas dans le sang et le liquide céphalorachidien.
Le test de dépistage METAGLUT1 permet un diagnostic précoce de cette anomalie pédiatrique. Le seul traitement est un régime cétogène pour fournir l'énergie au cerveau.

Le syndrome de Bickel-Fanconi (SFB) est une glycogénose type XI, rare (quelque 200 cas dans le monde), autosomique récessive.
Elle est due à des mutations du gène GLUT2 (= SLC2A2 solute carrier family 2, member 2) du chromosome 3 (3q26.1,q26.3), qui facilite l'entrée du glucose dans les hépatocytes et les cellules bêta du pancréas.
Elle se manifeste dès les premiers mois par une hépatosplénomégalie, une insuffisance tubulaire rénale, de la polyurie, du rachitisme. Le traitement cherche surtout à éviter l'insuffisance rénale, par apport hydroélectrolytique adapté. En outre, excluant le galactose, il est à

base de fructose, avec de la vitamine D et du phosphate. Un diagnostic prénatal est possible chez des familles à risque.

3. LES MALADIES LYSOSOMIALES

Au nombre d'une quarantaine identifiée, les maladies lysosomiales sont des maladies génétiques rares (5000 à 8000 naissances en Europe et aux USA, 150 nouveaux cas en France chaque année).
Autosomiques récessives, elles résultent d'une accumulation anormale de métabolites dans les lysosomes, suite à un déficit enzymatique. Elles touchent, le plus souvent, l'enfant et elles sont mortelles, mais une évolution lente, une apparition tardive sont compatibles avec une survie. Certaines sont des maladies dégénératives progressives. Le diagnostic repose sur le dosage des activités enzymatiques. Un traitement spécifique par des enzymes de substitution est pratiqué dans certains cas (maladies de Gaucher, de Fabry, de Pompe...). Selon le substrat, on distingue les oligosaccharidoses, les mucopolysaccharidoses, les sphingolipidoses (fig. 25).

a. Les oligosaccharidoses (OS)

Les OS sont des maladies rares, de surcharge lysosomiale en chaînes glucidiques courtes, dues à une dégradation incomplète des glycoprotéines, suite à un déficit enzymatique (alpha-mannosidase, aspartylglucosaminidase, alpha-fucosidase), modifiant leurs propriétés antigéniques ou biologiques. L'atteinte clinique est multisystémique (viscérale, osseuse, neurologique).
Les OS sont marquées par la présence d'anomalies radiologiques (dystoses) et l'élimination permanente, urinaire, d'oligosaccharides permettant le diagnostic, complété par des dosages des activités enzymatiques spécifiques.

L'alpha mannosidose (fréquence : 1/500.000), due à un déficit d'alpha-D-mannosidase, codée par le gène MANB1 (19p13.2), se présente sous une forme bénigne, progressive et sous une forme modérée (type 2).
Elle se manifeste par un facies grossier, avec macrocéphalie, des atteintes auditives, des anomalies squelettiques, des déformations faciales, une immunodéficience.
La bêta-mannosidose n'est connue que par une douzaine de cas, avec des signes cliniques très hétérogènes, des problèmes osseux, neurologiques, respiratoires.

Sont en cause des mutations du gène MANB2 (4q24) codant pour l'enzyme bêta-mannosidase qui hydrolyse les liaisons glycosidiques des résidus bêta-D-mannose terminaux des bêta-D-mannosides.

Les aspartylglucosaminuries sont dues à un déficit d'aspartyl-glucosaminidase, codée par le gène AGA (4q34), qui hydrolyse l'asparagine des glycoprotéines. La maladie apparaît dans l'enfance, avec un retard intellectuel progressif, une dysmorphie faciale, un retard de croissance, des infections respiratoires répétées.

La maladie de Schindler est due à un déficit de N-acétylgalactosaminidase codée par le gène alpha NAGA (22 p13). La forme infantile (type I) débute entre 2 et 15 ans ; le type II est la maladie de Kanzaki apparaissant à l'âge adulte, manifesté par une surdité, des problèmes oculaires, du lymphoedème, un déficit intellectuel. Le type III est la forme intermédiaire, avec rétinite pigmentaire, retard psychomoteur, retard de parole.

Les fucosidoses tiennent à un déficit d'alpha-fucosidase, codée par le gène FUCA1 (1p36.11), qui hydrolyse les alpha-1,6 fucoses des glycoprotéines. Le phénotype du malade est très variable (retard du développement, convulsions, surdité, dysmorphie, hépato-splénomégalie...).

Des maladies peuvent résulter d'un défaut de la N-glycosylation avant le passage dans les vésicules de Golgi (congenital disorders of glycosilation : CDG type I) ou dans le golgi (CDG type II). Les déficits CDG I portent sur l'insuffisance enzymatique de la phosphomutase 2 (CDG 1a, gène PMM2, 16p13) ou de la mannose phosphate isomérase (CDG type 1b, gène MP1, 13q32) ou de la 2-PP-dolicholglycosyl transférase (CDG1c, gène ALG6, 1p22-23) ou de la 2-PP-dolicholmannosyl transférase (CDG1d, gène ALG3, 3q22) ou de la dolichol-P-mannose synthase (CDG1e, gène DPM1 (20q13.31) ou de la protéine impliquée dans l'utilisation du mannose-P-dolichol (CDGf, gène MPUD, 17p13).

Ce peut être aussi des déficits de la 2-PP-dolichol-alpha, bêta-mannosyltransférase (CDG1g, gène ALG12) ou de la 2-PP-dolicholalpha-bêta-glucosyltransférase (CDG1h, gène ALG8,11pter-p15) ou de l'alpha-1,3-mannosyltransférase (CDG 1i, gène ALG2

(9q22) ou de l'UDP-GlcNac-dolichol-P-NacGlc-phosphotransférase (CDGj, gène DPAGT1 (11q23) ou de la bêta-1,4 mannonyltransférase (CDG1k, gène ALG 1, 13 p13) ou de l'alpha-1,2 manosyltransférase, gène ALG9 (11q23). Dans les CDG de type II sont en cause la mannosyl-alpha-1,6-bêta1, 2-N-acétylglucosamyltransférase (CDG II A, gène MGAT2, 14 q21) ou la glucosidase 1 (CDGII b, gène GCS1, 1p13) ou le transporteur du GDP-fructose1, gène SLC35C1, 11p11 (CDGIIc ou ALD2 (leucocyte adhesion deficiency) syndrome de Ramdam-Hasharon, 10 cas connus), ou la galactosyluridine transférase (CDG2D, gène GALT1,9p13,3). Toutes ces maladies apparaissent dans la petite enfance, se manifestant par des vomissements, des diarrhées, une faiblesse musculaire, un retard de croissance, parfois un retard intellectuel.

b. Les mucopolysaccharidoses (MPS)

Les mucopolysaccharidoses ou MPS sont des maladies rares, graves, très hétérogènes cliniquement (syndrome dysmorphique, atteinte viscérale et parfois neurologique), dues à l'accumulation dans les tissus et dans les organes, et à l'excrétion urinaire, de mucopolysaccharides acides, constituants de la matrice extracellulaire. La déficience enzymatique héréditaire porte sur l'alpha-L-iduronidase dans le syndrome de Hurler et la maladie de Schele, l'iduronidate-2-sulfatase dans le syndrome de Hunter, l'héparane sulfamidase dans la maladie de Sanfilippo, la N-acétylgalactosamine-6-sulfatase dans la maladie de Morquio, l'aryl-sulfatase dans la maladie de Maroteaux-Lamy, la bêta-glucuronidase dans la maladie de Sly (fig. 25).

Les MALADIES LYSOSOMIALES

Oligosaccharidoses	**Mucopolysaccharidoses**	**Mucolipidoses**	**Dyslipoïdoses**
alpha-mannosidose	*syndrome de Hurler*	*sialidose normomorhique*	*maladie de Norman-Landing*
MANB1 mannosidase	IDUA iduronidase	NEU1 neuraminidase	
bêta-mannosidose			
MANB2 mannosidase			GLB1galactosidase
aspartylgluco-saminuries	*maladie de Schele*	*sialidose dysmorphique*	*maladie Tay-Sachs*
AGA aspartylgluco-saminuries	IDUA iduronidase	NEU1 sialidase1	HEXA hexosaminidase
maladie de Schindler	*maladie de Hunter*	*pseudodystrophie de Hurler*	
NAGA) acétylgalacto-saminidase	IDS iduronate-2 sulfatase	GNPTAB phosphate transférase	**Cérébrosidoses**
fucosidoses	*maladie de Sanfilippo*	*sialidose type IV*	*maladie de Sandhoff*
FUCA1 fucosidase	SGSH héparane sulfamidase, NAGLU acétylglucosaminidase, HGSNAT acétyltransférase, GNS sulfate sulfatase	MCOLN1 mucolipine *syndrome de Goldberg* KIAA1279 protéine FIF1	HEXA hexosaminidase GM2A activateur
déficit de glycosylation	*maladie de Morquio*	*galactosialidose*	*maladie de Fabry*
GLAgalactosidaseA	GLB1 galactosidase	PPGBcathepsine-CTSA	
CDG1a			GALNS galactohexosamine
PMM2 phospho-mutase2	sulfatase		PSAP saposine A
CDG1b	*maladie de Maroteaux-Lamy*		*maladie de Gauchei*
MP1 *phospho-*isomérase	ABSB arylsulfatase		GBAglucosylcéramidase
CDG1c			
ALG6 dolicholglycosyl transférase	*maladie de Sly* GUSB glucuronidase		*maladie de Durand* FUCA1 fucosidase
CDG1 1d	______________		*maladie de Farbei*
ALG3dolichomannosyl-transférase			ASAH céramidase acide
CDG1e	*CDG1j*		
DPM1dolichol mannose synthase	DPAGT1phosphotransférase		
CDG1f	*CDG1k*		*maladie de Krabbe*
MPUD P-dolicholmannose	AGL1, mannosyltransférase		GALC galactocéramidase
CDG1g	*CDG2a*		PSAP saposine A
ALG 9 mannosyltransférase	MGAT2acétylglucosamyltransférase		
-	*CDG2b* GCS1 glucosidase CDG2c SLC35C1 transport fructose		*maladie de Scholtz-*
CDG1h	*CDG2d GALT1 transférase*		*Greenfield*
ALG8 glucosyltransférase			ARSA arylsulfatase A
CDG1i			PSAP saposine A
ALG2 mannosyltransférase			

Fig. 25 Tableau des maladies lysosomiales avec indication de l'enzyme en cause et du gène correspondant.

Le syndrome de Hurler (prévalence 1/175.000) ou MPS1H représente 57% des cas de MPS. Il est dû à des mutations du gène IDUA du chromosome 4 (4p16-3) codant pour l'alpha-L-iduronidase. Elle hydrolyse les glycosaminoglycanes (formés de la répétition, jusqu'à 200, d'unités dissacharridiques, avec un des deux résidus glucide aminé (N-acétylglucosamine ou N-acétylgalactosamine), l'autre étant un acide (iduronique ou glucuronique). Apparaissant dès la première année, la maladie, autosomique récessive, se manifeste par des déformations de la face, des altérations musculo-squelettiques, une atteinte cardiaque, une détérioration sensorielle et cognitive progressive. Le décès survient bien avant l'adolescence. Le diagnostic prénatal est possible.

La maladie de Schele (prévalence 1/500.000) est une forme atténuée de MPS1 (MPS1S). Elle se manifeste, après l'âge de 4 ans, par une opacification cornéenne, avec glaucome fréquent, une perte auditive, une insuffisance de la valvule mitrale, des douleurs articulaires, une compression nerveuse douloureuse du poignet (syndrome du canal carpien), une compression de la moelle épinière, par infiltration dans la dure-mère des glycosaminoglycanes. Est en cause le gène IDUA codant pour l'alpha-L-iduronidase.
Comme pour le MPS1, le diagnostic se fait sur l'augmentation de l'excrétion urinaire d'héparane et de dermatane et sur l'observation de la déficience enzymatique dans les leucocytes.
Une thérapie enzymatique précoce de substitution retarde l'évolution.
La greffe de cellules souches hématopoïétiques est réalisable.
La MPSIH/S est dite maladie de Hurler-Schele.

Le syndrome de Hunter (prévalence 1/100.000) est une MPS de type II, ne touchant que les garçons, due à des mutations du gène IDS du chromosome X (Xq28) codant pour une iduronate-2-sulfatase qui hydrolyse les dermatane sulfates (unités disaccharidiques d'acide L-iduronique et de N-acétyl-D-galactosamine-4-sulfate) et les héparane sulfates. En raison du déficit de cette enzyme, ces produits s'accumulent dans les lysosomes et on les retrouve en forte quantité dans les urines. Les manifestations de la maladie sont très variables, avec des formes sévères (type A), les plus fréquentes, affectant précocement le cerveau, et des formes modérées (type B), d'évolutions différentes. Pour les formes sévères, le décès survient durant l'adolescence, pour les formes modérées, pendant l'âge adulte. Le diagnostic prénatal est possible.

La maladie de Sanfilippo (prévalence :1/70.000) est une des plus fréquentes MPS (MPSIII). Elle est due à l'accumulation d'héparane sulfate dans les lysosomes des cellules, notamment du cerveau, des poumons et des os, suite à un manque d'enzymes qui dégradent le sulfate d'héparane (protéine+glucosaminoglycane) et le sulfate de kératane (D-galactose+Nacétylglucosamine). Essentiellement caractérisée par une atteinte du système nerveux central, elle se manifeste, vers 2 à 6 ans, par des troubles des voies respiratoires, des otites à répétition, des troubles du comportement (dégradation de la capacité à parler et à comprendre, hyperactivité, agressivité, troubles du sommeil...). Les symptômes sont plus ou moins sévères et les évolutions diverses.
Le type A (MPS IIIA) est dû à l'absence de N-sulfoglucosaminesulfohydrolase (héparane sulfamidase) codée par le gène SGSH du chromosome 17 (17q25.3), le type B au déficit en alpha-N-acétylglucosaminidase codée par NAGLU (17q21.2), le type C par l'absence de l'héparane alpha-glucosaminide-N-acétyl-transférase du gène HGSNT (8p11.21, p11.1), et le type D par déficit de N-acétylglucosamine-6-sulfate-sulfatase, du gène GNS du chromosome 12 (12q14.3). La durée de vie est limitée.

La maladie de Morquio est une MPS de type IV de prévalence de 1-5/10.000, mais qui atteint un nombre très variable des sujets selon les régions (en Irlande : 1/75.000, en Australie : 1/640.000). La variabilité clinique est aussi très grande. Le type A (1/250.000) est le plus sévère. Il se révèle vers 2 ans par des déformations squelettiques qui s'aggravent avec la croissance, une laxicité des ligaments, et des complications secondaires neurologiques possibles (perte d'audition, opacité cornéenne), des difficultés respiratoires.
Le déficit est celui de la N-acétylgalactosamine-6-sulfatase (qui hydrolyse le kératane sulfate) codée par le gène GALNS du chromosome 16 (16q24) dont plus de 118 mutations sont connues. Le type B, encore plus rare, indistinct cliniquement du type A, est dû à des mutations du gène GLB1(3p21) codant pour la bêta-D-galactosidase. Le pronostic est plutôt sévère.

La maladie de Maroteaux-Lamy, MPS de type VI, est une des plus rares MPS, avec le type VII.
Le type A sévère se manifeste vers 2-3 ans par un retard structural, des anomalies du squelette, une déformation des mains, une atteinte cardiaque, une hépatomégalie, des hernies fréquentes. L'excrétion urinaire de dermatane sulfate est importante et les leucocytes sanguins sont chargés de grosses particules (dites d'Alder). Sont en cause des mutations du gène ABSB (5q14) codant pour une aryl-sulfatase B qui hydrolyse les sulfates de N-acétyl-glucosamines. Le type B est encore plus rare.

Le MPS IX (un seul cas étudié) est due à un déficit en hyaluronidase codée par HYAL (3p21).

La symptomatologie de la maladie de Sly (MPS de type VII) est aussi très hétérogène, avec des sévères anomalies anté- ou néonatale.
Dans les formes modérées, tardives, on note diverses anomalies morphologiques et un retard intellectuel profond. L'enzyme déficitaire est la bêta-D-glucuronidase codée par le gène GUSB (7q11.21 ; 40 mutations connues) entraînant une accumulation de sulfate de dermatane.
Diagnostic prénatal possible chez les couples à risque. Durée de vie très limitée (formes néonatales) ou plus longue (formes atténuées).

c. Les mucolipidoses (sialidoses)

Maladies d'hérédité autosomique récessive, (de prévalence pouvant descendre jusqu'à 1/4.200.000 naissances vivantes), les mucolipidoses sont dues à l'accumulation de sialyloligosaccharides, suite à un déficit d'alpha-D-neuramidase (sialidose de type 1 et 2), de phosphotransférase (maladie de Hurler), ou de mucolipine (sialidose de type 4).

La sialidose de type 1 ou sialidose normomorphique (prévalence : 1/I million), due à des mutations du gène NEU1 (6p21.26) codant pour la neuraminidase, se manifeste entre 8 et 25 ans par des troubles de la vision (taches rouges au fond de l'oeil), des contractions involontaires des muscles, des troubles de la marche, une augmentation urinaire des sialyloligosccharides. Une survie prolongée est possible (fig. 25).

La sialidose de type 2 ou dysmorphique a une forme congénitale *in utero* (anasarque) ou néonatale et une forme infantile avec retard du développement. La vie ne dépasse pas 2 ans.

La sialidose de type 3 ou pseudodystrophie de Hurler est due à un déficit de N-acétylglucosamine-1-phosphate transférase, suite à des mutations du gène GNPTAB (12q23) codant pour les sous-unités alpha et bêta de cette enzyme. La maladie apparaît pendant l'enfance, avec un ralentissement progressif de la croissance, des douleurs articulaires, un retard modéré du développement.

La sialidose de type IV, traduite dès l'enfance par des troubles oculaires, un retard psychomoteur, est due à une vingtaine de mutations du gène MCOLN1 (19p13.2) codant pour une mucolipine, protéine transmembranaire intervenant dans la régulation de l'exocytose des lysosomes. L'incidence de la maladie est de 1/40.000 chez les Askhénases où la fréquence des hétérozygotes est de 1/100. Dans sa forme légère elle se manifeste par une déficience visuelle, une macrocéphalie et organomégalie, sans anomalies du squelette. La forme grave est la maladie de Berman.

La galactosialidose (syndrome de Goldberg) est due à un déficit combiné en neuraminidase-bêta et bêta-galactosidase. Sont en cause des mutations du gène PPGB (20q12 .1) codant pour la protéine protectrice productrice/cathepsine PPCA.
Il y a une forme néonatale, une forme infantile avec un taux élevé urinaire de sialyl-oligosaccharides, mais pas d'acide sialique libre, et une forme juvénile/adulte avec tache maculaire rouge-cerise, valvulopathie, dysostose multiple, perte auditive.

d. Les dyslipoïdoses

Ce sont des accumulations de sphingolipides dans les lysosomes cellulaires. Il y a 4 types de dyslipoïdoses : les gangliosidoses (accumulation de gangliosides), les sphingomyélinoses (accumulation de sphingomyéline), les cérébrosidoses (accumulation de cérébrosides formés de céramide et d'un sucre), les sphingolipidoses sulfates (accumulation de sphingolipides sulfatides).

Les gangliosidoses (GM)

Les gangliosides (mono-, di-, trigangliosides) naturellement abondants dans les membranes, sont en surcharge, notamment dans le tissu nerveux, par déficit de galactosidase (maladie de Norman-Landing) ou d'hexosaminidase (maladies de Tay-Sachs, de Sandhoff), ce qui entraîne des maladies dégénératives (fig. 25).

La maladie de Norman-Landing une gangliosidose GM1 (G : ganglioside ; M1 : 1 résidu d'acide sialique dans les oligosaccharides ; 1 : 4 résidus d'oses dans la chaîne) due à un déficit en ganglioside-D-galactosidase codée par le gène GLB1 du chromosome 3 (locus 3p31.33, avec 165 mutations identifiées). Elles provoquent une accumulation de gangliosides dans les neurones et les viscères (foie, rate). Selon les mutations et en fonction des multiples variants par épissage, il y a plusieurs formes de la maladie. D'après l'âge d'apparition on peut en distinguer 3 types. Le type 1 (infantile) se manifeste à la naissance par un facies caractéristique (dysmorphie faciale), une hépatosplénomégalie, une cécité précoce, avec une tache rouge au fond de l'oeil, une déformation de la colonne vertébrale, un retard psychomoteur. La mort survient vers 1-2 ans.

Le type 2 (juvénile) ou maladie de Derry débute à 1 an, avec des troubles de l'équilibre, une ataxie locomotrice, une hypotonie musculaire, paraplégie, détérioration intellectuelle progressive. Le type 3, forme adulte, est très rare (une soixante-dizaine de cas connus, surtout au Japon).
Des essais de traitement sont faits par un inhibiteur de la synthèse des gangliosides (le miglustat). Le pronostic est variable selon l'activité de l'enzyme.

La maladie de Tay-Sachs (idiotie amaurotique familiale) est une maladie neurodégénérative, autosomique récessive (33 cas sur 100.000 naissances), due à des mutations du gène HEXA (locus 15q23.q24) codant pour la sous-unité alpha de l'hexosaminidase qui dégrade les glycolipides acides en hydrolysant la liaison osidique des résidus N-acétyl-D-hexosamine terminaux des N-acétyl-bêta-D-hexosaminides. L'hexosaminidase a deux isoformes : HEXA A formée d'une sous-unité alpha et d'une sous-unité bêta, HEXA B constituée de deux sous-unités bêta. La maladie de Tay-Sachs est une

GM2 (ganglioside formé de céramide avec chaînon de 3 sucres plus 1 acide sialique) de prévalence 1/320.000.
Dans le type 1, déficit de bêta-hexosaminidase (infantile) la maladie se manifeste vers 3 à 6 mois par des sursauts durant la nuit, puis de l'hypotonie, une paralysie musculaire, des crises d'épilepsie, un retard psychomoteur, une mort prématurée vers 5 ans.
Le type 2 est la maladie de Sandhoff, déficit d'hexosaminidase A et B, HEXB 5 q13). Le type 3 est une variante chez l'adulte. Dans la variante AB, de tableau clinique Tay-Sachs, l'hexosaminidase est normale, c'est l'activateur de cette enzyme, codé par le gène GM2A, en 5q31 qui est déficitaire. En l'absence de traitement spécifique, le test génétique est recommandé chez les populations à risque, comme les communautés juives.

Les cérébrosidoses

Les cérébrosides sont des sphingolipides formés de sphingosine liée à une longue chaîne d'acides gras et à un ou plusieurs oses (galactose ou glucose). L'atteinte clinique dépend de la localisation préférentielle des sphingolipides. Leur accumulation dans les cellules nerveuses, entrainant des maladies neurodégénératives, est due à un déficit d'hexosaminidase (maladie de Sandhoff), d'alpha-galactosidase (maladie de Fabry), de glucosyl-céramidase (maladie de Gaucher), de fucosidase (maladie de Durand), de céramidase acide (maladie de Farber).

Les sphingomyélinoses sulfatidiques sont des atteintes des systèmes nerveux central et périphérique, dues à une accumulation de galactosphingosine, normalement abondante dans la myéline, suite à des déficits de galactocéramidase (maladie de Krabbe) ou d'aryl-sulfatase (maladie de Scholz-Greenfield). L'accumulation des globotriaosylcéramides, présents dans les cellules endothéliales, conduit une atteinte vasculaire diffuse (maladie de Fabry).
Dans la GM2 variante D (maladie de Sandhoff ; 0,3 cas pour 100.000 naissances) la dégénérescence du système nerveux central par accumulation de cérébrosides, est due au déficit des sous-unités bêta de l'hexosaminidase A et de l'hexosaminidase B (agissant sur les glycolipides neutres), codées par le gène HEXA, en 5q13. Elle apparaît vers 2-6 ans avec une ataxie locomotrice, une hypersensibilité au bruit, des troubles du comportement. La mort survient vers l'âge de 15 ans.

Liée au chromosome X, la maladie de Fabry (prévalence 1/3000 à 1/80.000) est due à une accumulation, dans les cellules de globotriaosylcéramide et de digalactosylcéramide, suite à un déficit d'alpha-galactosidase A qui hydrolyse principalement les céramide-trihexoses. Elle se manifeste progressivement par des douleurs aux extrémités, de nombreuses atteintes neurologiques, cardio-vasculaires, cochléo-vestibulaires, viscérales, des dilatations veineuses sous-cutanées (angiokératomes), une intolérance à la chaleur. Les symptômes sont modérés chez les femmes vectrices hétérozygotes. Plus de 300 mutations du gène GLA (galactosidase alpha) au locus Xq21-q22 sont connues, donnant de nombreux variants de la maladie. Une enzyme recombinante améliore les problèmes cardiaques et rénaux.

La maladie de Gaucher (166 cas pour 100.000, mais 1 cas pour 1000 ou 2300 chez les juifs ashkénazes) est due à un déficit de glucosylcéramidase bêta qui hydrolyse les glucocérébrosides en céramide et glucose, codée par le gène GBA du chromosome 1 (1q22). Peut aussi être en cause le gène PSAP (prosaposine) du chromosome 10 (10q22) codant pour l'activateur de la glucosyl-céramidase. Il en résulte une accumulation de glucosylcéramides dans les cellules du système nerveux et du système réticulo-endothélial (surtout dans les macrophages).
Le type 2 infantile, forme neuropathique aiguë, très rare, se manifeste chez le nourrisson, au premier plan, par des atteintes neurologiques, une hépato-splénomégalie, des douleurs ostéo-articulaires. Le décès survient avant 2 ans. Le type 3 juvénile, forme neuropathique chronique, apparaît plus tard avec des convulsions, des troubles de la marche, une atteinte du cervelet, une neuropathie chronique, des ostéonécroses.
Le type 1 est le plus fréquent (90% des cas), manifesté à partir de 5 ans par des problèmes osseux, viscéraux, hématologiques, sans atteinte neurologique. La maladie de Gaucher est souvent associée à une immunoglobuline monoclonale et une surcharge en fer du foie, de la rate et de la moelle osseuse. Le diagnostic se fait par dosage des glycocérébrosides sur leucocytes ou fibroblastes.
La thérapie procède par enzymes de substitution (imiglucérase produite à partir de cellules ovariennes de Hamster ou vélоglucérase produite par une lignée humaine ou taliglucérase) ou réduction du substrat (miglustat inhibiteur de la glucosyl céramide synthétase).

De formes plus ou moins sévères, avec des caractéristiques diverses (anomalies faciales, viscéromégalie, détérioration neurologique, retard de croissance, infections pulmonaires récurrentes...), la maladie de Durand ou fucosidose, très rare (une centaine de cas connus) est due au déficit d'alpha-L-fucosidase codée par le gène FUCA 1 au locus 1p36-p34, hydrolysant le fucocérébroside.

La maladie de Farber ou lipogranulomatose de Farber, très rare, à début néonatal ou plus tardif, manifestée par des nodules sous-cutanés, périarticulaires, une modification de la voix, un retard psychomoteur, est due à un déficit de céramidase acide (gène ASAH, 8p22.p21.3). Elle hydrolyse les céramides en libérant la sphingosine et les acides gras. Diagnostic prénatal possible. Pas de thérapeutique spécifique.

La maladie de Krabbe ou Leucodystrophie à cellules globoïdes a une incidence mondiale de 1/100.000 à 1/ 250.00 selon les régions. La forme infantile est la plus connue (80 à 95% des cas en Europe du Nord). Elle apparaît vers l'âge de 2 à 6 mois, d'abord par une irritabilité, des raideurs, une difficulté à tenir la tête, des épisodes d'hyperthermie, puis par des crises myocloniques (brusques contractions musculaires).
On note une difficulté à serrer les poings, et enfin par une hypotonie, cécité, surdité, un état végétatif conduisant au décès vers 2-3 ans. Dans les formes juvéniles (manifestées vers 1 à 8 ans) et adultes (après 8 ans), l'évolution est très variable. Est en cause un déficit en galactocéramidase (gène GALC, 14 q31) qui hydrolyse le galactose des galactocérébrosides et galactosphingosines dont l'accumulation entraîne la mort des oliogodendrocytes et la démyélinisation des fibres du système nerveux. Des mutations du gène PSAP (10q21.22) codant pour la saposine A, nécessaire à l'activation de l'enzyme, sont aussi possibles. La transplantation de cellules souches hématopoïétiques ralentit la progression de la maladie.

La maladie de Scholz-Greenfield ou leucodystrophie méta-chromatique est aussi une maladie dégénérative, la plus fréquente des leucodystrophies (incidence de 1/40.000 à 1/100.000). Elle est due à l'accumulation d'esters-sulfates dans les cellules, entraînant des troubles neurologiques et une détérioration cognitive. Le déficit en arylsulfatase A dépend des mutations du gène ARSA (22q13). La forme infantile, la plus habituelle, se manifeste vers 1 an par des difficultés à marcher, à rester debout, à porter sa tête, puis par la cécité et le coma (décès vers 5-6 ans). La forme juvénile apparaît vers 4 à 11 ans, avec des troubles du comportement, du langage, des atteintes au psychisme (décès vers 20 ans). La forme adulte est plus rare et la mort ne survient que vers 40 ans. La maladie peut être due aussi à des mutations du gène PSAP (10q21-22) codant pour la saposine A nécessaire à l'activation de l'enzyme.

4. LES INTOLÉRANCES AUX SUCRES

D'hérédité autosomique récessive, les intolérances au lactose (lait et produits laitiers) tiennent à une réduction d'activité de la lactase, au galactose à un déficit de galactokinase ou de galactoside phosphatase ou de galactoisomérase, au fructose à une insuffisance de fructokinase ou d'aldolase.
Le diagnostic est réalisé par le tableau clinique, les dosages biochimiques, les dosages enzymologiques, l'analyse moléculaire. Le traitement consiste en la suppression totale dans l'alimentation du sucre en cause, avec éventuellement des supplémentations.

Le lait et les produits laitiers sont la source alimentaire du lactose, normalement hydrolysé par la lactase des membranes externes des cellules intestinales, en glucose et galactose. En insuffisance de production de cette enzyme codée par le gène LCT du chromosome 2 (2p12), le lactose accumulé dans le côlon, provoque un transfert d'eau, d'où des diarrhées, des vomissements, des nausées, des douleurs abdominales. Trois facteurs sont nécessaires pour la transcription de la lactase : GATA (séquence GATA de l'ADN), HNF-1 alpha (hepatocyte nuclear factor), Cdx2 (facteur de transcription causal type homeobox2). Selon la durée de la transcription du gène, deux phénotypes sont présents dans la population mondiale : les lactase persistants (LP, 35% de la population mondiale, avec de grandes variations selon les populations considérées) et les lactase non persistants (LNP) dont les adultes n'ont plus de production de lactase, ce qui serait le caractère ancestral.
Chez les LNP européens, dans la zone MCM6 régulatrice du gène LCT en position -13910, il y a une paire de nucléotides C-G (allèle -13910C), au lieu de T-A (allèle -13910 A) présente chez les LP. D'autres allèles (-14010G/C, 13915T/G, 13907C/G....) sont à l'origine des LP chez les Africains. Dans tous les cas, les LP dérivent de

mutations dans la zone régulatrice du gène, qui se sont produites il y a 5000 à 10.00 ans, entraînant la non expression du gène vers l'âge de 3 à 5 ans. C'est l'alimentation à base de lait qui serait le caractère sélectif ayant permis l'apparition des lactase persistants.
L'intolérance au lactose, de 2% en Scandinavie, atteint 70% de la population en Sicile. Le traitement consiste en un régime personnalisé, limité en galactose présent dans les produits laitiers, mais aussi les oeufs, certains fruits et légumes et des produits transformés. Strict pendant les premières années, le régime peut être progressivement assoupli. L'intolérance peut être due aussi à un dysfonctionnement de la muqueuse intestinale.

Une galactosémie peut être due à un déficit de galactokinase (1/40.000) phosphorylant le galactose, codée par le gène GALK1 du chromosome 17 (17q24). Le galactose est alors réduit par une aldolase réductase en galactitol qui s'accumule dans le foie, le système nerveux et le cristallin y causant une cataracte. Dans la galactosémie classique le déficit porte sur la galactose-1-phosphate uridyltransférase codée par le gène GALT du chromosome 9 (9p3) donnant du glucose 1 phosphate à partir de galactose 1P.
Le nourrisson a alors des troubles alimentaires, une atteinte hépatique sévère, un état léthargique et il accuse un retard de croissance. Des complications peuvent donner des déficits moteur et cognitif. Une forme rare et un peu plus bénigne concerne un déficit en uridine-diphosphore-galactose-4-épimérase du gène GALE du chromosome 1 (1p36), transformant l'UDP galactose en UDP-glucose. L'intolérance se traduit par des vomissements, une perte de poids, un ictère, un retard de croissance, des troubles cognitifs.

L'intolérance au fructose peut être due à un déficit en fructokinase hépatique (fréquence 1/30.000) codée par le gène KHK (ketohexokinase) du chromosome 2, phosphorylant le D-fructose en fructose-1-phosphate. Il en résulte une accumulation de fructose-1-phosphate aux niveaux rénal, hépatique et intestinal, ce qui est cliniquement bénin. Le déficit peut porter sur la fructose-1-phosphate aldolase dont il existe 3 isoformes : ALDOA est présente chez l'embryon et dans les muscles de l'adulte, codée par ALDOA du chromosome 16, ALDOB dans le foie, le rein, l'intestin codée par ALDOB du chromosome 9. ALDOC est présente dans le cerveau, codée par le gène ALDOC du chromosome 17. Cette fructosémie

provoque une hyperglycémie, des nausées, des vomissements, des diarrhées, des hémorragies. Les laits maternisés sucrés au saccharose sont alors remplacés par des laits au lactose. Le déficit en fructose-1,6-diphosphatase (qui transforme le fructose-1,6-biphosphate en fructose-6–phosphate dans la néoglucogenèse), codée par le gène FBP du chromosome 9 (9q22.23), se traduit par une hypoglycémie sévère à jeun, avec acidose lactique souvent mortelle, mais une cétonurie modérée. Est proscrit tout un ensemble d'aliments (fruits, charcuterie, miel, glaces ..) et médicaments enrobés de sucre.
Une malabsorption au niveau de l'intestin grêle peut être reconnue par une augmentation de l'hydrogène dans l'air expiré, après une ingestion de fructose.

5. LES DIABÈTES

Selon *l'American diabetes association*, le diabète est « *un groupe de maladies métaboliques caractérisé par une hyperglycémie résultant de dysfonctionnement de la sécrétion d'insuline par les cellules bêta pancréatiques ou dans l'action de l'insuline ou des deux.*
L'hyperglycémie chronique s'associe à long terme, à des dommages touchant divers organes, incluant en particulier les yeux, les reins, les nerfs, le coeur et les vaisseaux sanguins ».

En 2015 en France, on comptait 3,7 millions de diabétiques, soit 5,4% de la population (20% pour les hommes de 75-80 ans, 14% pour les femmes de cette tranche d'âge). Les diabètes sont la cause de 1,5 million de décès dans le monde. Le coût de la maladie pour les systèmes de santé est estimé à 700 milliards de dollars, dont la moitié pour les États-Unis. 640 millions de personnes seront diabétiques en 2040.
Le foie compense le manque d'énergie par utilisation des graisses, ce qui aboutit à la production élevée du taux de corps cétoniques, pouvant amener au risque de coma acido-cétosique. On distingue les diabètes de type 1 (5-10%, en général, des diabétiques), maladies auto-immunes, et les diabètes de type 2, à forte composante environnementale (obésité, inactivité, nourriture, vieillissement...).

a. Diabètes de type 1

Maladie auto-immune, le diabète de type 1 est dû à la destruction par les lymphocytes T des cellules bêta pancréatiques, productrices d'insuline, ce qui entraîne l'hyperglycémie et l'hyperlipidémie, et un traitement à vie par insulinothérapie. Plusieurs gènes de prédisposition sont connus.

Une élévation prolongée du taux de glucose dans le sang (avec soif intense, production excessive d'urine et amaigrissement), est la manifestation du diabète de type 1 (DT1), dit diabète juvénile, car apparaissant avant 25 ans (et nommé autrefois insulino-dépendant). C'est une maladie auto-immune, multifactorielle, polygénique, représentant 10-15% des diabétiques en France et 0,38% de la population. En France, 13 enfants de moins de 25 ans, sur 100.000 sont atteints de diabète de type 1 (en Finlande 65/100.000).
Dans 44% des 24.000 enfants atteints (surtout dans le Midi de la France) dont 22% âgés de moins de 5 ans, c'est l'acidocétose qui permet de déceler la maladie. La principale cause de mortalité est l'insuffisance rénale. Suite à des mécanismes immunologiques complexes, il y a destruction par les lymphocytes TCD4 producteurs d'anticorps et par les TCD8 cytotoxiques, des cellules bêta pancréatiques, productrices d'insuline.

Sur des patients DT1, un type particulier de lymphocyte T, les lymphocytes MAIT (mucosal-associated-invariant T cells) ont des effets destructeurs des cellules bêta par production de molécules pro-inflammatoires et cytotoxiques (interféron et granzyme). En outre, lors de l'évolution vers le diabète, la fonction protectrice des MAIT dans l'intestin (par production de cytokines participant au maintien de l'homéostasie intestinale : interleukines IL-22 et IL-17) est altérée. L'hyperglycémie s'accompagne d'hyperglucagonémie. L'hyperglycémie chronique et l'hyperlipidémie ont des effets toxiques sur les cellules bêta.
Le stress oxydatif est largement impliqué dans les complications du diabète et dans le développement d'une résistance à l'insuline. Les espèces réactives de l'oxygène (ROS, reactive oxygene species) sont 5 fois plus élevées que la normale, chez les diabétiques de types 1 et 2.
Deux régions génétiques sont associées à la maladie : la région HLA du complexe majeur d'histocompatibilité, notamment HLAII avec la région IDDM1 (insulin dependent diabetes melitus du chromosome 6, locus 6p21) et la région du gène de l'insuline IDDM2 (insulin dependent diabetes melitus 2) du chromosome 11 (11p15.5).
90% des diabétiques de type 1 sont HLA-DR3 et/ou DR4, les hétérozygotes DR3/DR4 chez les Caucasiens, ayant 50 fois plus de risque de diabète, alors que chez les noirs c'est dans l'association DR7/DR9 et chez les Japonais DR4/DR9. D'autres allèles sont aussi des gènes de prédisposition : HLA-A 24 (major histocompatibility

complex, class 1, antigen 4), DR15, Rfx6 (regulatory factor X6, du chromosome 6), CTLA4 (cytotoxic T-lymphocyte associated protein *4,* du chromosome 2), PTP-N22 (protein tyrosine phosphatase, non-receptor type 22, du chromosome 1, codant pour une tyrosine phosphatase des lymphocytes T.

L'infection par des rotavirus, cause de gastro-entérites, joue un rôle dans le déclenchement du diabète chez des personnes prédisposées.

Pour le diagnostic, la détection d'anticorps peut être utilisée, comme marqueurs immunologiques. Des auto-anticorps de l'insuline (IAA, islet insulin antibodies) sont présents dans 30 à 40% des cas, surtout chez les malades de moins de 15 ans. Des auto-anticorps anti-îlots de Langerhans (ICA, islet cell autoantibodies) présents dans 70% des cas, avec une valeur prédictive élevée (60 à 80%) sont aussi recherchés pour un dépistage, mais ils disparaissent au bout de quelques années de maladie.

Des anticorps dirigés contre la décarboxylase de l'acide glutamique (anti GAD) sont associés à 80% des diabètes insulino-dépendants, sous deux isoformes, l'une dans les cellules bêta et le système nerveux central, codée par un gène du chromosome 10, l'autre dans le système nerveux périphérique, codée par un gène du chromosome 2.

Les anti GAD sont de bons marqueurs (sensibilité de 90%). Des anticorps IA2, contre les tyrosines phosphatases membranaires, sont indicateurs d'un diabète récent. Dans 70-80% des diabètes de type 1 sont décelés des auto-anticorps de la molécule SLC30A8 (solute carrier family 30 member 8) contrôlant les mouvements du zinc, codée par un gène du chromosome 8.

Bien qu'avec des caractéristiques métaboliques d'un diabète de type 2 et les mêmes risques vasculaires, le diabète type LADA (latent autoimmune diabetes in adults ; 5-10% des DT2), s'en distingue par un début lentement progressif vers l'âge de 30-40 ans, la présence des anticorps GAD, la fréquence des haplotypes HLDQB*0201/0302 inférieure à celle dans le type 1.

Le traitement du diabète de type 1 associe l'application d'un régime (avec des glucides à faible pouvoir hyperglycémiant, sans être hypoglycémique) et des injections sous-cutanées d'insuline à l'aide d'un stylo à insuline ou par une pompe portable à injection continue.

Le coût médical d'un diabète de type 1 est estimé à 4.000 euros par an.

Des essais cliniques de greffons d'îlots pancréatiques implantés dans le foie (car plus facile d'accès), provenant de plusieurs donneurs (car les îlots ne représentent que 1% du pancréas) sont en cours.
Un pancréas artificiel (disposiif MiniMed 670 G) est commercialisé aux USA et un système français auto-apprenant et personnalisable, ciblant les diabètes de type 1, reproduisant les fonctions d'un pancréas, va être mis sur le marché en Europe.
Une sorte de téléphone portable est relié par bluetooth à un capteur de mesure continue du taux de glucose sanguin et à une pompe à insuline sous-cutanée. Anticipant l'évolution de la glycémie, il commande automatiquement à la pompe l'administration optimale d'insuline.
Une piste thérapeutique est de régénérer des cellules bêta à partir des cellules alpha, ce que des chercheurs ont obtenu avec du GABA, neurotransmetteur abondant dans le cerveau, non toxique, utilisé parfois comme complément alimentaire par des « bodybuilders ».
Des essais cliniques sont en cours, avec association possible de faibles doses d'immunosuppresseurs, pour éviter l'élimination des nouvelles cellules. Des perfusions d'un anticorps monoclonal (le teplizumab) chez des personnes à haut risque de devenir diabétiques de type 1 permettraient une rémission durable.

b. Diabètes monogéniques

On peut en distinguer trois groupes : les diabètes Mody, les diabètes associés à une atteinte rénale, une surdité ou une dystrophie musculaire, les diabètes néonatals. Les Mody (5% des diabètes) sont cliniquement hétérogènes, non insulinodépendants, non cétoniques.
Le diabète monogénique Mody 2, un des plus fréquents, est dû à un déficit de glucokinase dans les cellules hépatiques et pancréatiques. Des Mody (1, 3, 5, 6) sont liés à des mutations de gènes codant pour des facteurs de transcription d'autres gènes qui interviennent dans le métabolisme du glucose ou de gènes codant pour des sous-unités de canaux ioniques (fig. 26).

Les diabètes monogéniques les plus fréquents sont les diabètes de type Mody (maturity onset diabetes of the young) à transmission autosomique dominante, marqués par une hyperglycémie survenant dans l'enfance ou l'adolescence.
Le plus fréquent (30-60%), MODY 2 (CGK-Mondy), est dû à des mutations (plus de 600 identifiées) du gène de la glucokinase (GCK du chromosome 7, locus 7p13) qui phosphoryle le glucose en glucose-

6-phosphate dans les cellules insulinosécrétoires du pancréas et dans les cellules hépatiques. Chez les mutants, dans la cellule bêta, il y a diminution de la sensibilité au glucose, diminution de la sécrétion d'insuline et de la sensibilité à l'insuline, d'où une élévation du seuil de la glycémie (de 5mmol/l à 7 mmol/l, en moyenne) induisant la libération d'insuline, en même temps que la synthèse de glycogène hépatique est diminuée.
Dans les cellules hépatiques il y a augmentation de la néoglucogenèse.
L'hyperglycémie est modérée, surtout nette à jeun, stable dans le temps.
La pénétrance est complète : dans une même famille tous les sujets porteurs de la mutation du gène glucokinase sont hyperglycémiques à un même niveau d'un sujet à l'autre.
Le diagnostic est bon, les mesures diététiques sont suffisantes pour le traitement.

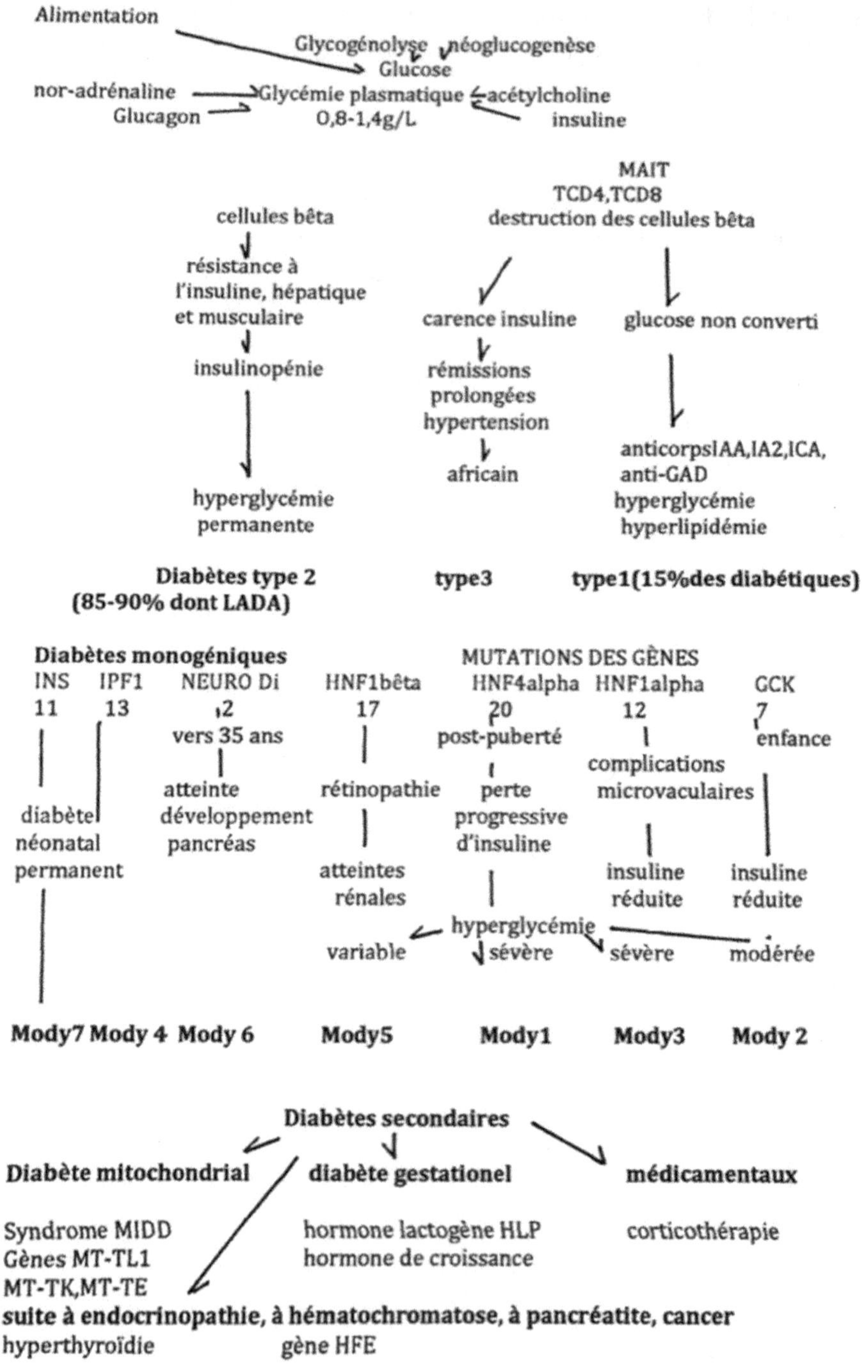

Fig. 26 Tableau des types de diabètes. Les principaux types de diabète sont les types 1 et 2.

Le diabète de type 1 apparaît dans l'enfance ou l'adolescence, rapidement, avec une sécrétion d'insuline totalement absente (destruction des îlots de Langerhans). L'injection d'insuline est indispensable et efficace, car la sensibilité à l'insuline est normale. Le diabète de type 2 se manifeste à l'état adulte, insidieusemnt, avec une sécrétion d'insuline variable, une sensibilité à l'insuline diminuée. L'injection d'insuline est applicable dans 20% des cas. Quel que soit le type de diabète, les hyperglycémies prolongées provoquent des altérations des nerfs et des vaisseaux sanguins, entraînant des lésions de divers organes et des membres.

Trois sous-types Mody sont dus à des mutations des facteurs de transcription HNF.

Le diabète Mody 3 (30 à 70% des cas de Mody dans les populations européennes et américaines) dû aux mutations (plus d'une centaine connues dont la p.G292 fs, expliquant la grande variabilité de l'expression clinique) du gène HNF1 alpha (hepatocyte nuclear factor 1-alpha du chromosome 12, locus12 q24.31), est marqué par une hyperglycémie beaucoup plus sévère que dans le Mody 2. HNF1A est impliqué dans la transcription de gènes qui participent au transport du glucose (GLUT2) et à son métabolisme (pyruvate kinase), ainsi qu'à la transcription du gène de l'insuline. La pénétrance des mutations est incomplète, ce qui explique la diversité des phénotypes.

Chez les mutants HFN1A, bien que la sensibilité aux sulfamides hypoglycémiantes soit normale, l'aggravation du déficit de sécrétion d'insuline conduit à la pratique d'une insulinothérapie. Des complications sont fréquentes et sévères.

Le Mody 1 (une quinzaine de familles décrites) dû aux mutations du gène HNF-4 alpha, facteur de transcription associé à une perte d'expression de nombreux gènes intervenant dans le métabolisme du glucose, se manifeste après la puberté, par une perte progressive de la sécrétion d'insuline. Dans le Mody 5, dû à des mutations (notamment une microdélétion du chromosome 17) du gène codant pour HNF1bêta qui joue un rôle crucial dans le développement de nombreux tissus, gouvernant la transcription de nombreux gènes dans le pancréas et le rein, le diabète est associé à des anomalies rénales et des voies génitales. Le diabète peut être accompagné d'atteinte rénale (syndrome RCAD, renal cysts and diabetes).

Dans le Mody 4 est en cause le facteur de transcription IPF-1 (insulin promoter factor-1).

Il joue un rôle dans le développement embryonnaire du pancréas (diabète néonatal) et dans la transcription de gènes pancréatiques (altérations de l'insulinosécrétion et insuffisance pancréatique exocrine).
Très rare, le Mody 6 est dû à une altération du facteur de transcription Neuro-Di (neuronal différenciation 1 du chromosome 2) impliqué dans le développement du pancréas.
Des Mody peuvent être liés à des mutations de gènes codant les sous-unités du canal potassique ATP-dépendant qui a un rôle crucial dans le déclenchement de la sécrétion d'insuline.
Les mutations des gènes ABCC8 (ATP subunity cassette subfamily C member 8, du chromosome 11) et KCNJ11 (potassium voltage-gated channel subfamily J member 11, du chromosome 11), codant respectivement les sous-unités SUR1 (sulfonylurée receptor 1) et Kir6.2, induisent soit en bloquant le canal potassique ATP pancréatique en position ouverte, un diabète néonatal, soit en maintenant le canal fermé, un insulinémisme et donc des hypoglycémies. Apparaissant dès les premiers mois, avec un retard staturo-pondéral et parfois une déshydratation et une acidocétose sévères, le diabète néonatal (1/300.000 à 400.000 naissances) est soit transitoire avec rémission au bout de quelques mois, soit durable.
Des mutations liées au gène de l'insuline (INS) notamment dans la région promotrice, sont une cause rare de diabète (Mody 7).
Des mutations des gènes PDX1 (pancreas/duodenum homeobox protein) du chromosome 13, KLP11 (kruppel-like factor 11) du chromosome 2, CEL (carboxyl ester lipase) du chromosome 9, PAX4 (paired box 4) du chromosome 7, BLK (bêta lymphoid tyrosine kinase) du chromosome 8, ont été associées à des cas de très rares diabètes mody.
Une mutation du gène du glucagon, inégalement répartie dans les populations, absente dans le nord de l'Europe et de l'Amérique, a été observée dans 5 à 6% des diabètes NID (non insulino-dépendant).

Un diabète monogénique secondaire peut être dû à des mutations de l'ADN mitochondrial (hérédité maternelle). Une mutation du gène MT-TL1 codant pour l'ARN de transfert de la leucine, par changement en position 3243 de l'alanine par de la glycine, cause le syndrome MIDD (maternally inherited diabetes and disesases).

Il associe un diabète de type 1 ou de type 2 avec une surdité sensorielle bilatérale, progressive, précédant le diabète, et des atteintes musculaires et vasculaires, cardiopathie, rétinopathie.
Les mutations peuvent porter sur les gènes de l'ARN de transfert de l'acide glutamique (MT-TE mitochondrial encoded TRNA glutamic acid) ou de la lysine (MT-TK).
Le diagnostic est confirmé par détection de l'anomalie génétique dans les leucocytes ou le muscle.

c. Diabètes de type 2

Le diabète de type 2 (DT2), marqué par un taux de glucose sanguin à jeun supérieur à 1,26g/l, une glycémie supérieure à 2g/l, est multifactoriel, polygénique et surtout associé à des facteurs environnementaux. Il est caractérisé par une résistance à l'insuline (incapacité de l'insuline à produire ses actions biologiques normales), une hyperinsulinémie (augmentation de la sécrétion d'insuline, par réaction à l'insulino-résistance), puis par un épuisement de la sécrétion d'insuline (insulinopénie), une hyper-glucanonémie. Le diabète est dangereux par ses complications (rétinopathies, néphropathies, cardiomyopathies, neuropathies, stéato-hépatite non alcoolique).

Maladie à évolution insidieuse et progressive, apparaissant après l'âge de 40 ans, surtout entre 75-79 ans, le diabète de type 2 représente 90% des cas de diabète ; 300 millions de personnes en sont atteintes dans le monde, 3 millions en France.. Il est marqué par une glycémie supérieure à 1,26 g/l à jeun, une soif permanente, comme le besoin d'uriner, une grande fatigue et un amaigrissement. L'hyperglycémie prolongée altère la fonction des cellules bêta (glucotoxicité), avec des changements dans les profils d'expression de certains gènes et des changements dans les voies de signalisation dépendant de l'AMPc, ce qui, au même titre que les ions Ca2, intervient dans la sécrétion de l'insuline et le trafic des vésicules insuliniques. L'hyperglycémie chronique altère les tissus par augmentation de la glycation de protéines qui augmentent alors la production de cytokines inflammatoires. Se fixant sur les cellules cibles, elles permettent le développement d'une résistance à l'insuline. Ainsi, le TNF alpha (adipokine des adipocytes) induit la protéine SOX3 (sry box containing) inhibitrice au niveau de la signalisation de l'insuline et activatrice d'une kinase de stress Ink qui phosphoryle IRS1.

Cela bloque la voie de signalisation de l'insuline et accroît la résistance à l'insuline. En outre, l'afflux intracellulaire de glucose augmente la glycolyse, donc l'activité du cycle de Krebs producteur d'espèces réactives à l'oxygène.
L'activation de la voie des polyols (glucose donnant du fructose en présence de NADH) augmente aussi la production de radicaux libres dont l'accumulation provoque la mort des cellules. L'eau oxygénée inhibe l'autophosphorylation du récepteur de l'insuline, la phosphorylation d'IRS1, l'activation des MAP (mitogen activated protein kinase*)* kinases.
La mise en jeu de la voie des pentoses produit du sorbitol qui change l'osmolarité cellulaire, ce qui aggrave la résistance à l'insuline. L'insulinorésistance augmente la lipolyse dans le tissu adipeux, la production de glucose dans le foie, avec la synthèse des VLDL (very low density lipoproteine) et elle diminue la clairance des triglycérides dans le muscle.
90% des DT2 ont des dépôts amyloïdes dans les îlots de Langerhans, une réduction de 30 à 60% de la masse des îlots, due à une diminution du nombre des cellules, une conversion moins efficace de la proinsuline en insuline. Les diabétiques de type 2 ont une augmentation de la concentration plasmatique des acides gras non estérifiés et des taux d'incrétines modifiés. La néoglucogenèse utilise la plus grande partie de l'oxaloacétate, et le catabolisme des acides gras fournit beaucoup d'acétylCoA. Les études pangénomiques (GWAS, genome-wide-association studies) montrent des associations, fréquentes ou rares, entre variants génétiques et risque de développement d'un DT2. Une trentaine de gènes sont associés à la glycémie à jeun. Ils codent pour des protéines intervenant dans la transduction des signaux : ADCY2 (adénylate cyclase, 3q21.1 !), FADS1 (désaturase acide, 11q12.2), GCK (glucokinase, 7p13), TCF7L2 (facteur de transcription, 10q25.2), IGF1 (insuline growth factor, 12q23.2) ou le cycle cellulaire et le développement des cellules (GLIS3, FLIS family zinc finger 3, 9p24.2), MADD (MAP kinase activating death domain protein, 11p11.2), PROXI (prospero-homeobox 1, 1q32.3, ...), ou le transport et la détection du glucose : SLC2A2 (G6PC2,..), ou la régulation du rythme circadien. En effet, les teneurs plasmatiques de glucose, d'insuline, de leptine présentent des variations circadiennes. L'insuline diminue pendant la nuit, augmente le jour pour éviter l'excès de glucose sanguin.

Inversement, les taux plasmatiques de mélatonine augmentent pendant la nuit et diminuent pendant la journée. Neurohormone synthétisée par la glande pinéale pendant la nuit, la mélatonine est sous le contrôle de l'horloge biologique des noyaux suprachiasmatiques de l'hypothalamus.
Entrent en jeu deux gènes du chromosome 11 : MTNR1B (melatonin receptor 1B, 11p14.3) qui code pour le récepteur 2 de la mélatonine, CRY2 (cryptochrome circadian clock 2, 11p11.2).
Un dysfonctionnement du système mélatonine favoriserait le développement d'un DT2. Les gènes ADCY5 (adénylate cyclase 5, du chromosome 3, codant pour une adénylate cyclase impliquée dans voie de signalisation de l'AMPc, via les incrétines), PROX1 (prospero homeobox 1, du chromosome 1), GCK (glucokinase, du chromosome 7), GCKR (glucokinase regulator, du chromosome 2), DGKB-TMEM195 (diacylglycerolkinase bêta du chromosome 7), TCF7L2 (transcription factor 7-like2, du chromosome 10, 10q25.2q25.3), SLC30A8 (solute carrier family 30 member 8, du chromosome 8q24.11) contribuent de façon significative au risque d'un DT2 commun.
L'alimentation maternelle, avant et pendant la grossesse, a un rôle dans l'apparition, à l'âge adulte, du diabète de type 2, chez la descendance. Il y a un lien entre suralimentation maternelle et insulino-résistance de l'enfant. Les obèses ont des marques épigénétiques sur des gènes essentiels dans la régulation de l'appétit. Parmi les gènes à empreinte parentale, le PLAGL1 (pleiomorphic adenoma gene-like1, du chromosome 6) souvent délété ou méthylé, fonctionne comme suppresseur de la croissance cellulaire.
Le diabète de type 2 est reconnu par un taux de glucose supérieur à 1,26 g/l après un jeûne de 8h, et vérifié 2 fois, ou, selon l'OMS, par une glycémie égale ou supérieure à 2g/l, 2h après absorption par voie orale de 75g de glucose. Le traitement nécessite une approche multidisciplinaire. La normalisation de la glycémie se fait en fonction des valeurs de l'hémoglobine glyquée (HbA1c). L'hémoglobine glyquée, résultant de la glycation (ou glycolysation, c'est-à-dire d'addition de glycosile à des protéines, des lipides ou des acides aminés) de la chaîne bêta de l'hémoglobine, est l'outil le plus utilisé pour le diagnostic du diabète 2 et pour évaluer l'effet des traitements antidiabétiques sur le contrôle glycémique, car elle reflète la concentration plasmatique moyenne de glucose dans le globule rouge, pendant sa durée de vie (3 mois).

L'appli Diabeo envoie au patient des recommandations pour doser son insuline (70% des diabétiques de type 2 ne prennent pas la bonne dose), ce qui réduit les complications graves.
Selon l'appréciation du médecin, en fonction de chaque malade, comme antidiabétiques peuvent être utilisés l'insuline, des biguanides (la metformine...) diminuant l'absorption des sucres au niveau de l'intestin et la production de sucre par le foie, des sulfamides hypoglycémiants, insulinosécréteurs, des glitazones favorisant l'action de l'insuline, des inhibiteurs des alphaglucosidases, des incrétino-mimétiques (analogues au GLP1), des inhibiteurs de la DPP4 (dipeptidylpeptidase qui détruit le GLP1). L'exendine 4 (EX-4), agoniste du récepteur du GPL1 permet de traiter certains cas de diabète de type 2, en réduisant les lésions cérébrales.
Sur des patients diabétiques atteints de dysfonction rénale chronique, des essais cliniques sont en cours, de traitement par du datasinib ou de la quercétine, molécules dites sénolytiques, capables d'éliminer sélectivement les cellules sénescentes (bilan prévu en 2020). Dans trois États américains est testée une clinique diabète virtuelle (onduo) qui fonctionne à partir d'une application sur smartphone. Elle permet au malade de collecter les données recueillies sur leur lecteur de glycémie et d'agir à distance sur l'équipe soignante qui peut alors dispenser des conseils personnalisés (recommandations alimentaires, sportives ...).

d. Diabètes secondaires

D'abord propre aux sujets d'origine africaine, le diabète de type 3, est manifesté chez l'homme non obèse, de 40 ans.
Apparaissant à partir du 6ème mois et au-delà, une augmentation de la glycémie, avec insulino-résistance, peut apparaître (diabète gestationnel), chez 3 à 6% des femmes enceintes.
Le diabète peut aussi accompagner des troubles endocriniens, des traitements, des infections, d'autres maladies, telle l'hématochromatose (fig. 26).

Le diabète de type 3 (ou type 2 cétosique), chez les sujets originaires d'Afrique sub-saharienne, se manifeste vers l'âge de 40 ans par une hyperglycémie sévère (plus de 30mmol/l), avec carence absolue d'insuline et cétonurie, amaigrissement souvent associé à une hypertension artérielle.

Il est en augmentation rapide (incidence 10%) sur le continent africain et il s'étend chez les Asiatiques et les Caucasiens.
Le diabète gestationnel est lié à la sécrétion de diverses hormones dont l'hormone de croissance placentaire et l'hormone lactogène HLP qui favorisent la sécrétion d'insuline et la lipolyse. Le diagnostic avec le test O'Sullivan se fait par absorption de 50g de glucose, puis mesure de la glycémie 1 h après. Les complications touchent la mère et l'enfant. Ce dernier présente des risques de macrosomie (poids dépassant 4 Kg), une hypoglycémie néonatale sévère par hyper-insulinisme foetal, des malformations. Le traitement passe par une auto-surveillance glycémique et un régime diététique.

Le diabète hémochromatique est lié à l'hémochromatose, accumulation de fer dans divers organes, suite, dans le type 1 (1/200 à 1/ 1000 personnes, selon les régions), à une mutation du gène HFE du chromosome 6, entraînant le remplacement en 282 de la cystéine par de la tyrosine. Sont en cause dans le type 2A des mutations d'un gène du chromosome 1, dans le type 2B du chromosome 19. Le type 3 est lié à des mutations du gène codant pour le récepteur de la transferrine du chromosome 7, le type 4 du gène producteur de ferroportine du chromosome 2. Un diagnostic précoce permet d'éviter des complications et d'améliorer la survie.

Le diabète peut accompagner des troubles endocriniens (hyperthyroïdie...), des cancers (du pancréas), mais aussi divers traitements (corticothérapie...).

TROISIÈME PARTIE

L'OBÉSITÉ

L'OBÉSITÉ, ÉPIDÉMIE MONDIALE, ENJEU MAJEUR DE SANTÉ PUBLIQUE

Maladie chronique, l'obésité est caractérisée par un déséquilibre de la balance énergétique conduisant à une accumulation anormale ou excessive de matière grasse, dans la région abdominale (obésité androïde) ou aux hanches et aux cuisses (obésité gynoïde). Selon l'OCDE, elle touche en moyenne 20% des adultes et en 2014, selon l'OMS, 41 millions d'enfants de moins de 5 ans en étaient atteints. La composition des microorganismes présents dans l'intestin (microbiote) aurait un rôle dans la répartition de la masse graisseuse dans le corps. L'obésité est un facteur de risque pour de nombreuses pathologies tels le diabète de type 2, les maladies cardio-vasculaires (9 millions de morts par an par hypertension artérielle), la stéatohépatite non alcoolique, certains cancers (carcinomes hépato-cellulaires), la démence. Chez les patients obèses, le tissu adipeux est infiltré de macrophages pro-inflammatoires qui contribuent à entretenir l'inflammation chronique allant de pair avec l'obésité. L'obésité est associée au développement d'une résistance à l'insuline, ce qui se traduit par un défaut d'entrée de glucose et une moindre inhibition de la lipolyse dans les tissus insulinodépendants, d'où production accrue d'un excès de lipides se déposant dans les organes et engendrant une lipotoxicité. L'obésité a, en outre, des conséquences psychologiques et sociales (discrimination à l'embauche, au salaire ...).
Les déterminants du déséquilibre énergétique sont multiples : facteurs génétiques, épigénétiques, alimentaires, psychologiques, culturels et sociaux. Dans le monde, une personne sur 3 souffre de malnutrition (carences, excès, déséquilibres de l'apport énergétique et/ou nutritionnel). Dans les pays développés l'obésité est due à de mauvaises habitudes de vie (alimentation déstructurée, trop riche, déséquilibrée, insuffisance de l'activité physique, avec un temps croissant passé devant la télévision, les jeux vidéo ou l'ordinateur), autant de causes révélant ou aggravant une prédisposition à l'obésité.

L'obésité, résultat de la combinaison d'un milieu obésogène et d'une prédisposition génétique, est un problème majeur de santé publique. A l'échelle mondiale il ne cesse de s'aggraver, touchant même les enfants dès l'âge de 2-5 ans. Deux milliards de personnes sont en surpoids, dont 41 millions d'enfants de moins de 5 ans (par contre, 52 millions ont un poids insuffisant par manque de nourriture). En 2016, on recensait 124 millions d'obèses chez les 5-19 ans, contre 11 millions en 1975 (d'un autre côté, 192 millions sont en sous-poids).

33% de la population des États-Unis sont obèses et 1/3 des enfants y sont en surpoids ou obèses. Par malnutrition, l'obésité touche aussi les pays sous-développés (4-10% des hommes, 5-15% des femmes) et sa prévalence croît rapidement, surtout dans les villes. En Europe, la prévalence varie de 4 à 28% chez les hommes et de 6 à 36% chez les femmes, suivant des gradients W-E et N-S. En Suède, 5 à 10% des hommes sont obèses, 9 à 11% des femmes, en Russie 20% des hommes, 30% des femmes. En France, le taux d'obésité est de 15,3% (en Roumanie 9,4%), mais l'obésité sévère y a été multipliée par 4 durant les dernières quinze années, et 30 à 40% de la population sont en surpoids. Dans des îles du Pacifique (Samoa, Nouvelle-Guinée...) l'obésité touche 50% des hommes, 60% des femmes. L'obésité infantile croît rapidement aux USA et, en Europe, dans les pays du Sud. En France, dans l'Hérault elle a augmenté de 172% pour les 4-5 ans. Si la moitié des enfants trop gros avant l'âge de 2 ans, ne le seront plus à l'adolescence, 90% des enfants trop gros à l'âge de 3 ans seront en surpoids à l'adolescence. Certains enfants sont génétiquement plus vulnérables que d'autres aux conditions alimentaires.
L'obésité est évaluée selon l'indice de masse corporelle (IMC) qui est égal au poids divisé par le carré de la taille, exprimé en Kg/m2. Selon l'OMS, la valeur de l'indice normal est de 18,5 à 25. Il y a surpoids pour une valeur de 25 à 30, obésité modérée (classe I) pour 30 à 35, obésité sévère (classe II) pour 35 à 40, obésité morbide (classe III) pour des valeurs supérieures à 40. Le degré d'obésité peut être apprécié aussi par l'épaisseur des plis cutanés ou la mesure du tour de taille (normalité : 102 cm pour l'homme, 83 cm pour la femme). Pour les enfants, l'OMS a proposé des courbes standards de corpulence établies en percentiles. L'IMC diminue jusque vers l'âge de 6 ans, puis elle augmente (rebond d'adiposité). Plus le rebond est précoce, plus le risque d'obésité est important. Au delà du 97ème percentile il y a obésité avérée.
Selon l'OMS, 4 millions de décès, dont 1 million en Europe, sont imputables à une surcharge pondérale. L'obésité favorise de nombreuses comorbidités qui lui sont associées. Le risque pour les obèses de souffrir du diabète de type 2 est multiplié par 7 et d'être hypertendus est multiplié par 6. L'obésité peut s'accompagner de troubles dans la régulation des lipides dans le sang (dyslipidémies), de maladies cardiovasculaires par formation d'athéromes dans les artères, d'insuffisance cardiaque par fatigue du coeur, de complications orthopédiques (arthrose), d'insuffisance respiratoire.

Elle peut être source de reflux gastro-oesophagien, d'incontinence urinaire par pression abdominale sur la vessie, d'apnée du sommeil, de cancers (du côlon, de la prostate, du sein...), de dépression. Comme le diabète de type 2 et comme un taux élevé de lipides dans le sang, l'obésité, par accumulation de graisses dans le tissu hépatique, peut entraîner une inflammation provoquant une nécrose des vaisseaux sanguins, isolant des cellules hépatiques qui meurent, laissant à leur place un tissu fibreux non fonctionnel : une fibrose du foie, indice d'une stéatose hépatique non alcoolique (NASH) qui touche 12% des Américains et 6% des Européens. La résistance à l'insuline est responsable de l'hyperproduction hépatique du facteur de croissance PDGFA qui devient toxique et entraîne une fibrose, précédant la cirrhose. Aux États-Unis, la NASH est la première cause de greffe du foie chez les femmes, la deuxième chez les hommes (après la cirrhose alcoolique). La sécrétion d'angiotensine II par le tissu adipeux régule la production d'aldostérone qui a un rôle crucial dans le contrôle de la pression artérielle. Associée à l'hyperinsulinémie, l'augmentation d'activité du système nerveux sympathique contribue aussi au développement de l'hypertension. Lors de l'inflammation liée à l'obésité, le tissu adipeux produit des marqueurs inflammatoires, dont les cytokines qui ont un effet sur l'ensemble de l'organisme, y compris le cerveau (réduction de la production de sérotonine). L'obésité favoriserait ainsi la dépression.

1. CONTRÔLE DE LA PRISE ALIMENTAIRE

La régulation de la prise de nourriture dépend de processus multirégulés au niveau des systèmes nerveux central et périphérique. De très nombreux signaux sensoriels, digestifs nerveux et humoraux contrôlent la prise de nourriture. Interviennent aussi des facteurs socioculturels, familiaux, psychoaffectifs, cognitifs. En effet, outre la fonction énergétique, la prise de nourriture est une réponse à un besoin, à l'attente d'un plaisir (fonction hédonique). Avec la liaison à une émotion (plaisir, dégoût...), elle a aussi une dimension symbolique (invitation à partager un repas). La taille des repas est déterminée par interactions de facteurs sensoriels, de signaux gastro-intestinaux et de réponses neuro-endocrines, à l'arrivée des aliments dans le tube digestif. Dans le noyau arqué de l'hypothalamus, un ensemble de peptides agit sur le déclenchement de la prise nourriture (ghréline, neuropeptide Y...), sur le retard de l'installation de l'état de satiété (cannabinoïdes endogènes ...) et sur l'arrêt de la prise alimentaire (cholécystokinine, PYY 3-36, entérostatine...), ou sur son inhibition (leptine). L'aire hypothalamique latérale intègre des informations liées à la mémoire, à l'apprentissage et aux contraintes environnementales. Des régions extrathalamiques en connexion avec l'hypothalamus, (système limbique, thalamus, lobe temporal...) sont aussi impliquées dans l'appétit.

Pendanr une phase qui dure de 2 à 4 h après le repas, suite à l'augmentation plasmatique des taux de glucose, d'acides aminés et de triglycérides, le pancréas sécrète l'insuline, le foie synthétise le glycogène et les triglycérides, le muscle du glycogène et des protéines, le tissu adipeux des triglycérides. Pendant une seconde phase (période postprandiale) les acides gras libérés par la lipolyse dans le tissu adipeux, sont dégradés dans le foie en acétylCoenzyme A et, en partie, en corps cétoniques.

Les causes des préférences alimentaires sont génétiques, physiologiques, culturelles. Le goût est héritable, comme le montrent les études précises sur la sensibilité au phénylthiocarbamide, présent chez certains végétaux (choux de Bruxelles), amer pour les uns (par exemple, Américains du SW des USA), sans goût pour les autres (1/3 des Européens). Cette différence tient aux mutations du gène TAS4R3B (taste receptor type 4 member 3) du chromosome 7 (7q34). La variabilité de la perception au goût sucré serait pour 30% d'origine génétique, avec de grandes variations interindividuelles liées au polymorphisme des gènes T1R1,T1R3 (taste receptor) du chromosome 1 (1p36.31, 1p36.33).
Il y a une discontinuité des prises alimentaires, avec une période active de prise de nourriture (phase prandiale) précédée d'une sensation de faim, puis une période de repos (état post-absortif) et de jeûne. L'intervalle entre les deux, précédé d'un état de satiété (phase post-prandiale), dépend beaucoup d'influences culturelles (nombre, composition, répartition des prises).
Au début du repas, le contrôle de la régulation alimentaire fait intervenir : 1) le tractus solitaire, situé dans le tronc cérébral, premier relais, après la réaction gastrique, des informations venues du tube digestif et qui, *via* le nerf vague, les envoie au système nerveux central (SNC), régulant, en outre, directement la motricité digestive, et 2) l'hypothalamus qui module l'activité du système nerveux végétatif (SNV) et des sécrétions hormonales hypophysaires. Répartis dans le système nerveux végétatif (autonome), des neurones gluco-sensibles modulent la motricité intestinale.

Ils agissent aussi sur la vitesse de la digestion et de la vidange gastrique, et au niveau du système nerveux central et de la veine hépatoportale. Ils régulent le comportement alimentaire.
Le SNC reçoit des signaux sensoriels périphériques (du goût, de l'odeur, de l'aspect, de la texture des aliments) et digestifs (sur la quantité et la qualité des aliments ingérés). Ce sont des hormones et des peptides à rôle satiétogène : surtout la CCK (cholécystokinine sécrétée par les cellules APUD du duodénum) en réponse à l'arrivée des lipides et protéines dans la lumière intestinale, l'insuline en réponse à l'arrivée de glucose dans la veine porte, le peptide PYY-3-36 (forme courte du peptide PYY) sécrété par les cellules endocrines de l'intestin grêle et du côlon pendant la période post-prandiale, en réponse au contenu énergétique, induisant la sensation de satiété pendant 12 heures.
Dans une régulation à long terme, les signaux hormonaux contrôlent l'équilibre énergétique en diminuant la prise alimentaire (insuline, leptine, obéstatine) ou en l'augmentant (ghréline). La muqueuse digestive est équipée de glucorécepteurs et l'intestin grêle de chémorécepteurs spécifiques de chaque type de nutriment, qui induisent la sensation de satiété.

Dans la région médiobasale de l'hypothalamus, le noyau arqué (NA, premier noyau à recevoir les signaux humoraux périphériques qu'il transmet aux autres noyaux contenant les neurones dits de second ordre) contient deux populations de neurones qui participent au contrôle de la prise de nourriture.
Ce sont : 1) sur la voie de la faim, dans la partie latérale du noyau arqué, les neurones NYP/AgRP (neurones à polypeptide Y qui est un neurotransmetteur puissant orexigène et à agouti related protein), et 2) dans la partie ventromédiane du noyau arqué, les neurones de la satiété POM/CART (pro-opiomelanocortine/cocaïn and amphetamin related transcript) producteurs des deux neuropeptides anorexigènes : l'alpha-melanocyte stimulating hormone (alpha-MSH qui inhibe la prise de nourriture et augmente le catabolisme), mettant en jeu le récepteur MC4R, et le peptide CART (fig. 27). La voie NYP/AgRP est inhibée par l'insuline et la leptine (qui, par contre, stimulent l'alpha-MSH), mais activée par la ghréline et les glucocorticoïdes.

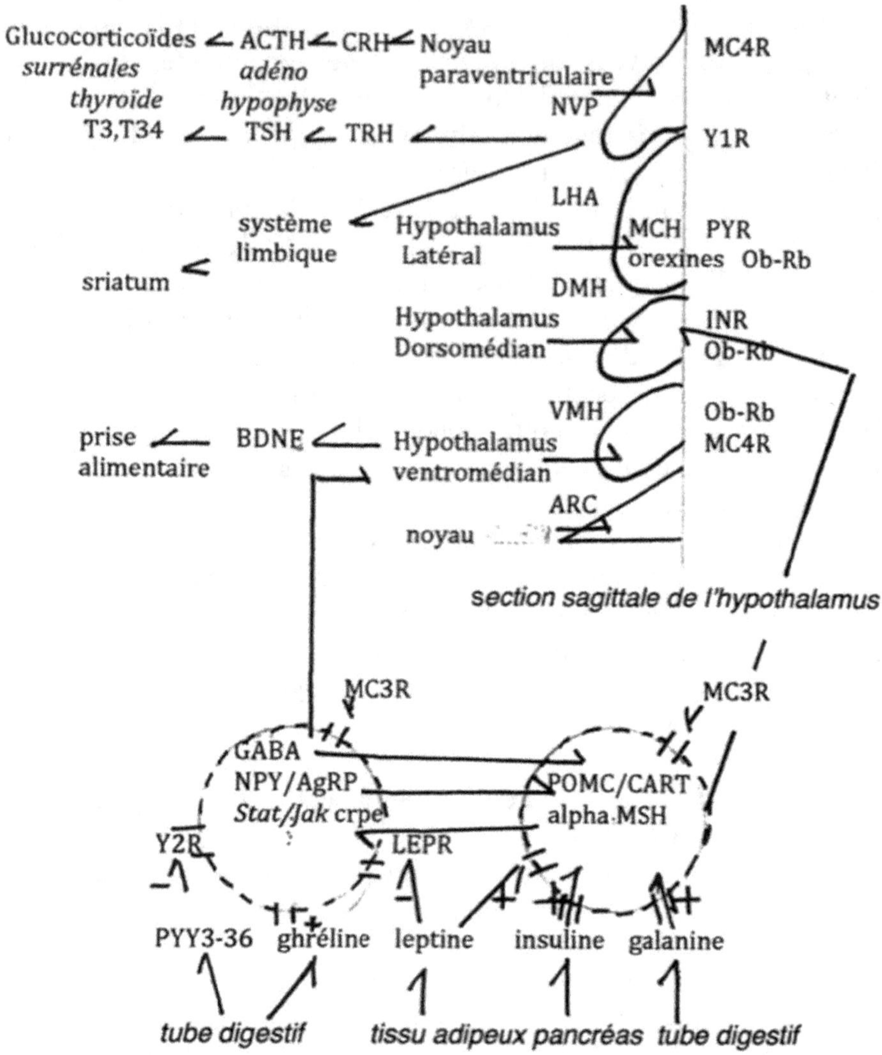

prise alimentaire

augmentent la prise alimentaire :	inhibent la prise alimentaire :
la dopamine, les glucocorticoïdes, NPY, MCH, AgRP, les orexines a et b, la galanine.	la sérotonine, alpha MSH, la leptine, la cholécystokinine, CRH (corticolibérine), CART, GLP1 (glucagon like peptide 1).

Fig. 27 A Schéma des réponses de populations neuronales hypothalamiques à la prise alimentaire.

Les neurones hypothalamiques répondent à la leptine, l'insuline, la ghréline, la cholécystokinine (CCK), le glucagon like peptide 1 (GLP1), le peptide PYY, et aux nutriments (glucose, acides gras, acides aminés). L'hypothalamus détecte aussi les concentrations d'adiponectines et d'interleukines produites par les adipocytes et il contrôle la dépense énergétique via le système nerveux sympathique. Dans le noyau arqué (ARC), en agissant sur les récepteurs MCR (de mélanocortine), les populations neuronales POMC diminuent la prise alimentaire, alors que les AgRP sont orexigènes. Les neurones POMC synthétisent aussi CART et les neurones AgRP synthétisent NPY dont les récepteurs sont Y1 et Y5. Des sous-populations de NPY/AgRP expriment l'acide gamma amino-butyrique (GABA), neuro-transmetteur inhibiteur du système nerveux central et des neurones POMC, bloquant ainsi les signaux de satiété et favorisant les signaux de la faim. MC3R et MC4R sont les cibles des neurones POMC et AgRP de l'ARC et ils modulent par la TRH (thyrotropin releasing hormone) l'axe thyréotrope, et par la CRH (corticotrophin releasing hormone) l'axe hypothalamo-hypophyso-surrénalien. Le PVN synthétise la CRH, la TRH et l'ocytocine qui diminuent la prise alimentaire. La CRH stimule l'ACTH de l'antéhypophyse, ce qui conduit à la production de glucocorticoïdes par les surrénales. Glucocorticoïdes et hormones thyroïdiennes T3, T4 régulent la production hépatique de glucose et la thermogenèse. MC4R est activé par ACTH et l'alpha MSH est inhibée par AgRP.

La galanine, neuropeptide ubiquitaire, notamment présent dans les systèmes nerveux central et périphérique, par ses récepteurs pancréatiques (GALR1) et centraux (GALR2) régule le système POMC. Elle est codée par le même gène (GAL galanin and GMAPprepropeptide,11q13) que les récepteurs OBR (obesity receptor).

En outre, le tiers des neurones NPY/AgRP qui sécrète aussi du GABA, a un effet inhibiteur sur les neurones à POMC et, réciproquement, l'alpha-MSH inhibe les neurones NPY/AgRP, *via* l'activation du récepteur MCR3. Quand un groupe de neurones est stimulé (par exemple, à la suite d'un jeûne prolongé), l'autre est inhibé.

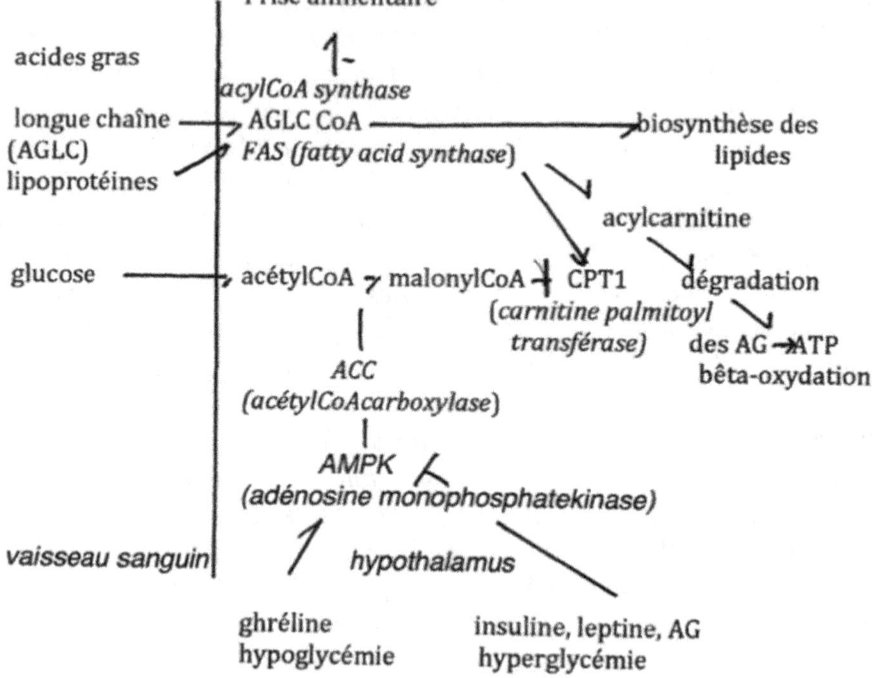

Fig. 27B Les nutriments circulants d'origine endogène (glucose hépatique) ou exogène (prise alimentaire) et les circuits neuronaux régulent les ressources énergétiques. Les lipoprotéines, les acides gras à longue chaîne (AGLC) et le glucose, traversant la barrière hématoencéphalique, entraînent une série de réactions dans l'hypothalamus contrôlant la prise alimentaire. Les AGLC via les AGLC-Coenzyme A mènent à la biosynthèse des lipides ou via l'acylcarnitine à la dégradation des acides gras (bêta-oxydation dans les mitochondries). Le glucose par l'acétylCoenzyme A, sous l'action de l'ACC (acétylCoAcarboxylase) inhibe la carnitine CPT1, diminuant ainsi la prise alimentaire, par accumulation de AGLCCoA. La MDC (malonylCoa degrading enzyme) produit l'effet inverse.

Alors que NPY exerce ses effets par la voie de ses récepteurs Y1, Y5, l'AgRP le fait en inhibant le système anorexigène de l'alpha-MSH, en agissant comme un antagoniste des récepteurs MC3R et MC4R des mélanocortines. L'AgRP empêche la liaison de l'alpha MSH avec son récepteur MC4R. Le PYY-3-36 inhibe les neurones NPY en se liant au récepteur Y2R.

Les deux groupes de neurones se projettent vers le noyau paraventriculaire PVN, centre intégrateur des projections des neurones NPY/AgRP, POMC/CART, et vers l'aire latérale de l'hypothalamus LH contenant d'autres réseaux neuropeptidiques anorexigènes (CRH, corticotropin releasing hormone ; TRH, thyrotropin releasing hormone) et orexigènes (MCH, melanine concentrating hormone ; orexines). Disséminés dans les aires hypothalamiques pourvues de récepteurs en leptine et insuline, des neurones sensibles au glucose utilisent ce sucre comme signal modifiant l'activité neuronale.

Les neurones glucoexcités de l'ARC sécrètent POMC, tandis que les neurones glucoinhibés sécrètent NPY.

Trois peptides du noyau paraventiculaire diminuent la prise alimentaire et la croissance pondérale : outre le CRH, par la stimulation de sécrétion d'ACTH conduisant à la production de glucocorticoïdes, le TRH stimulant la TSH productrice des hormones thyroïdiennes T3, T4, l'ocytocine. Les neurones SF-1 (steroidofactor 1) du noyau ventromédian VMN expriment MC4R et libèrent des BDNF (brain induced neurotrophic factor) modulateurs de la prise alimentaire. Les neurones glucoexcités de type GABA utilisent les canaux potassiques sensibles à l'ATP pour détecter les différentes concentrations de glucose.

Le système limbique est en relation avec les aires hypothalamiques et les aires associatives du cortex.

Dans l'hyperglycémie cérébrale, la production mitochondriale d'espèces actives de l'oxygène (mEOAs) est nécessaire au contrôle nerveux permettant la sécrétion d'insuline et le rassasiement induit par le glucose intrathalamique. La fission des mitochondries est un préalable à la production des mEOAs.

Normalement, la diminution de la masse graisseuse fait baisser la sécrétion de leptine et donne envie de manger. Mais il peut y avoir résistance à la leptine et, dans ce cas, malgré l'augmentation de masse graisseuse et du taux de leptine, l'envie reste de manger davantage. La résistance à la leptine, en raison d'anomalies des récepteurs ou du système de transduction de la leptine dans les neurones hypothalamiques ou d'anomalies intravasculaires (présence d' anticorps anti-leptine), paraît être un facteur primordial de l'obésité.

L'action anorexigène (diminuant l'appétit) de la leptine, synthétisée et sécrétée par le tissu adipeux, est relayée par la stimulation de neurones du noyau arqué de l'hypothalamus.

Les récepteurs membranaires OBR (obesity receptor = LEPR leptin receptor, 1p31.3) sont activés. La leptine stimule les neurones anorexigènes et inhibe les neurones orexigènes. Le nombre de récepteurs exprimés à la membrane des cellules détermine l'intensité de la signalisation induite par la leptine. La leptine freine l'activité des AgRP au niveau des récepteurs MC4R et stimule la libération d'alpha-MSH. Une protéine, l'endospanine 1 (Endo1), en interagissant avec le récepteur de la leptine, le séquestre dans les compartiments intracellulaires.
Elle favorise ainsi sa dégradation par les lysosomes. Elle diminue la quantité de récepteurs OBR membranaires.
Synthétisée dans les cellules bordantes (P/D1) de l'estomac, codée par le même gène que l'Endo1, (3p.25.3), la ghréline a une action antagoniste de celle de la leptine, stimulant l'appétit et favorisant l'accumulation de graisse abdominale.
Les orexines (hypocrétines) de l'hypothalamus latéral augmentent la sensibilité à la leptine. Le glucose ralentit leur sécrétion, ce qui va de pair avec la somnolence.

Le tissu adipeux est composé de plusieurs types cellulaires incluant des adipocytes blancs (sites de stockage et de mobilisation des triglycérides, du cholestérol, des vitamines liposolubles), des adipocytes bruns produisant de la chaleur à partir de ces lipides (thermogenèse), des macrophages et des lymphocytes. Le tissu adipeux blanc est aussi un organe endocrine producteur d'adipokines qui sont impliquées dans l'homéostasie énergétique et dans la physiopathologie de l'obésité et dans ses complications, aboutissant à une inflammation chronique.
Les adipocytes sont les cellules du tissu adipeux qui stockent les acides gras sous la forme de triglycérides, au sein de gouttelettes présentant à leur surface des protéines régulatrices du stockage ou de la mobilisation lipidique, tout en informant le système nerveux central et d'autres organes périphériques du statut énergétique de l'organisme *via* la sécrétion de lipides, peptides, hormones et cytokines. Le défaut de stockage des acides gras dans les adipocytes, élément clé dans le développement du diabète, conduit à l'accumulation de lipides (comme les céramides) dans les tissus périphériques (comme le muscle). Un régime gras induit une obésité associée à une résistance à la leptine et augmente l'expression d'Endo1 dans l'ARC (NA) de l'hypothalamus.

L'obésité induite par un régime gras est couramment associée au développement d'un diabète de type 2. Malgré la correction de l'obésité (obtenue chez des souris par extinction partielle d'Endo1, associée à un arrêt du régime gras), les souris restent diabétiques, présentant un défaut de sécrétion d'insuline en réponse au glucose. Endo1 permet de prévenir et de corriger l'obésité, mais elle altère la sécrétion pancréatique d'insuline (peut-être par hyperactivation du système nerveux sympathique, régulateur négatif de la sécrétion d'insuline).

La reptine (ou TIP49B, TBP-interacting protein B49) est une AAA-ATPase (ATPase associated with a variety of cellular activities), enzyme présente dans le noyau de toutes les cellules. Elle permet le remodelage de protéines et d'acides nucléiques (remodelage de la chromatine). Elle régule la stabilité de la protéine mTOR (mammalian target of rapamycine), qui est une kinase intervenant dans plusieurs voies de signalisation, intégrant des informations, comme le taux d'insuline ou la quantité de nutriments disponibles pour la cellule. L'inhibition de la reptine conduit à une diminution quantitative de la protéine mTOR. En présence d'insuline il y a activation du complexe mTORC1 (lié a la protéine raptor, rapamycine sensitive adaptator protein of mTOR) et de ses cibles (SREBPIC, steral regulatory element-binding protein-1C), ce qui active la synthèse des lipides.

En absence de reptine, l'activité de mTORC1 est inhibée. L'insuline active aussi le complexe mTORC2 (lié à la protéine rector, rapamycine insensitive component TOR), ce qui active AKt (protéine kinase B), entraînant la phosphorylation de FoxO (forkhead box O protein) et donc l'inhibition de la néoglucogenèse. Ainsi, chez des souris rendues obèses par une alimentation riche en graisses, la suppression de l'expression de la reptine entraîne une diminution de la masse graisseuse et elle restaure la glycémie, la triglycéridémie et la cholestérolémie.

L'activité de l'enzyme IDO (indoléamine 2-3 dioxygénase 1), qui convertit au niveau intestinal, le tryptophane de l'alimentation en kynurénine et en dérivés indoles, est augmentée dans le plasma, le tissu adipeux blanc, le muscle et le foie de souris rendues obèses. En cas d'obésité, le métabolisme du tryptophane est dévié vers une production accrue de kynurénine, au détriment de la voie des indoles. Cela altère l'écosystème intestinal, avec impact négatif sur le syndrome métabolique (résistance à l'insuline, intolérance au glucose, hyperlipidémie ; hypertension artérielle).

Des souris n'exprimant plus le gène ido sont protégées contre l'obésité et ses complications dont l'insulino-résistance.
L'accroissement de la masse adipeuse repose sur une augmentation de la taille (hypertrophie) et une augmentation du nombre (hyperplasie) des adipocytes. Les adipocytes hypertrophiés ont une fonction modifiée (lipolyse basale accrue, sécrétion de nombreuses cytokines proinflammatoires, telles que TNFalpha, tumor necrosis factor alpha, l'IL-6, interleukine 6, ou la chimiokine MCP1, monocyte chemotactic protein 1) qui favorise parfois l'apparition ou le maintien d'une insulino-résistance).
Associée à un état inflammatoire chronique, éventuellement aggravée par une hypoxie locale, la fibrose tissulaire s'installe dans le tissu adipeux (remodelage de la matrice extracellulaire, diminution de l'expression de la leptine et de l'adiponectine). entraînant des perturbations dans le fonctionnement du foie et des muscles.
Chez l'homme, la formation de nouveaux adipocytes est surtout observée à la naissance jusqu'à l'âge de 20 ans environ, puis le taux de renouvellement chez l'adulte, à partir de cellules progénitrices, est de l'ordre de 10%, tant chez les individus minces que chez les obèses.
Dans la population à potentiel adipogénique, selon le niveau d'expression de CD9 (ou tetraspanin-29), les cellules CD9 haut sont pro-fibrosantes et pro-inflammatoires, les cellules CD9 bas expriment préférentiellement des facteurs de transcription critiques pour la différenciation adipocytaire : PPARgamma (peroxisome proliferator-activated receptor gamma), et LMO3 (LIM domain only 3C : ebpalpha, CCAAT-enhancerbinding protein alpha).
Chez les personnes en surpoids, les obèses et les diabétiques, le taux plasmatique de l'adiponectine (ApN), cytokine produite par le tissu adipeux, est diminué. Inversement, la pratique régulière d'exercice physique et la perte de poids augmentent la concentration sanguine d'ApN. Deux récepteurs de l'ApN : adipoR1, adipoR2 sont exprimés dans le cerveau. A ce niveau, l'augmentation de l'ApN exerce des effets antidépresseurs et anxiolytiques, par son action contre la neuroinflammation. Or, obésité et dépression sont liées (incidence de la dépression chez les obèses 30%, contre 7,5% dans la population).

La diversité des facteurs contrôlant la prise alimentaire explique la diversité des facteurs à l'origine des troubles du comportement alimentaire et la variété de leurs modes d'expression.

Le DSM-V (2014) distingue l'anorexie nerveuse, la boulimie nerveuse, l'hyperphagie boulimique, l'alimentation sélective, l'ingestion de produits non consommables, la régurgitation et la remastication (mérycisme).

2. LES FACTEURS GÉNÉTIQUES DE L'OBÉSITÉ

Dans la très grande majorité de cas, l'obésité est multifactorielle et polygénique, avec une héritabilité de 50 à 90%. Selon l'étude « ObEpi », le risque de devenir obèse pour un enfant dont un des parents est obèse est multiplié par 4, et il l'est par 8 si les deux parents le sont. Une soixantaine de gènes jouerait un rôle dans l'obésité. Les facteurs génétiques donnent généralement une prédisposition biologique à l'obésité, aggravée par divers facteurs environnementaux. Plusieurs gènes sont connus dans les rares cas de monogénie. Les formes monogéniques d'obésité (5% des obèses) sont accompagnées d'un développement normal, sauf quand sont en cause les gènes BDNF (brain derived neurotrophic factor, locus 11p14.1), NTRK2 (neurotrophic receptor tyrosine kinase 2, 9q21.33), sim1 (single minded family BHTL transcription factor1, 6q16.3) où sévissent alors des troubles cognitifs et comportementaux, avec un retard mental.
Enfin, plus de 50 syndromes incluant l'obésité ont été identifiés (syndromes de WAGR, de Prader-Willi, de Cohen, d'Alström...).

Le déficit congénital en leptine (prévalence : 1/1million) produite par les adipocytes blancs, tient à des mutations du gène LEP (leptin) du chromosome 7 (7q32.1). La leptine, en se fixant sur son récepteur dans le cerveau, active (entre autres fonctions de régulation du métabolisme des acides gras) de multiples voies de signalisation qui inhibent la prise alimentaire, stimulent les facteurs anorexigènes. Dans la trentaine de cas connus (hérédité autosomique récessive), le déficit se manifeste par une sévère obésité précoce, une boulimie (hyperphagie prononcée), des anomalies des globules blancs (lymphocytes T), parfois un hypogonadisme (défaut de développement des organes génitaux) conduisant à une absence de puberté. Les mutations peuvent aussi porter sur le gène codant pour le récepteur de la leptine LEPR1 (1p31.3).
La résistance à la leptine peut tenir à un défaut de transport de l'hormone à travers la barrière hémato-encéphalique, ou à un défaut de signalisation au niveau du récepteur, ou à une altération du nombre de récepteurs.

Après confirmation du diagnostic par dosage de la leptine sérique, le traitement efficace consiste en injections journalières de leptine.
L'obésité par mutations du gène MC4R (18q21.32) codant pour le récepteur 4 des mélanocortines de l'hypothalamus, libérées par activation de la leptine, est la plus fréquente (prévalence moyenne : 1/2000). La transmission génétique est co-dominante, avec une expressivité et une pénétrance variables selon les populations. Le récepteur, couplé à une protéine G, est impliqué dans la voie de signalisation hypothalamique leptine-mélanocortine, l'activation de MC4R est associée à la suppression de la prise alimentaire.
L'obésité, par défaut du récepteur 4 des mélanocortines, est accompagnée d'une augmentation de la masse corporelle maigre et de la densité osseuse et d'une hyperphagie avec hyperinsulinémie.
Le diagnostic se fait par détection d'une mutation du gène MC4R. En absence de traitement spécifique, l'évolution clinique dépend des complications (diabète de type 2, atteintes cardio-vasculaires, cancers) éventuelles.

Des mutations du gène ADCY3 (adénylcyclase 3, 2p23.3) sont associées à une faim permanente et à l'obésité de certains enfants et à l'anosmie. C'est l'interaction entre MCR4 et ADCY3 au niveau des cils neuronaux qui joue un rôle crucial dans la régulation énergétique.

L'obésité par déficit en pro-opiomélanocortine, codée par le gène POMC (2p23.3), n'est connue que dans une cinquantaine de cas (autosomie recessive). Elle se manifeste dès la période néonatale par une hyperphagie associée à des crises hypoglycémiques, une insuffisance rénale, parfois une hypothyroïdie, un déficit de cortisol, une peau pâle, des cheveux roux. Normalement, la POMC, hormone de régulation de la faim et du poids, est clivée par des enzymes convertases en différents peptides dont ceux qui produisent les ligands du récepteur de la mélanocortine (MCR) : l'hormone ACTH (adrénocorticotrope) ligand des récepteurs surrénaliens MC2R, et les hormones mélanotropes (MSH) alpha (ligand de MC1R impliqué dans la pigmentation et MC4R impliqué dans la prise alimentaire), bêta, gamma.
Une mutation particulière du gène POMC dans la région codante de bêta-MSH donne un phénotype semblable à celui du déficit en MCR, mais sans insuffisance rénale et sans coloration rousse des cheveux.

Des mutations du gène PC1 (prohormone convertase 1) peuvent être en cause dans l'obésité.
Le diagnostic se fait par recherche des mutations du gène POMC et par analyse sérique révélant l'absence de peptides dérivés de la POMC. Des essais de traitement sont faits par utilisation d'un agoniste du récepteur MCR4 : le setmélanotide.
Est associé à l'indice de masse corporelle (BMI) accompagnant un retard de croissance et de développement, avec une dysmorphie faciale, le gène FTO (fat mass and obesity associated protein) du chromosome 16 (16q12.2).
Ses mutations enclenchent la surexpression des gènes voisins IRX3 (iroquois homeobox 3) et IRX5, liée à une différenciation des pré-adipocytes en adipocytes blancs.

Les mutations des gènes TBC1D1 (TBC1 domain family member 1) locus 4p14 et SLC6A14 (solute carrier family 6 member 14, Xq23) affectent respectivement le transfert des vésicules chargées de GLUT4 et le transport de cations. Plusieurs polymorphismes du gène ENPP1 sont associés à l'obésité familiale sévère, de même que pour le gène PCSK1. Le gène SLC6A14 du chromosome X, qui régule la disponibilité en sérotonine, diminue la satiété chez les jeunes filles. Le variant R1252W du gène TBC1D1 est associé à l'obésité des femmes.

Les formes monogéniques d'obésité sont accompagnées d'un développement normal, sauf celles dues aux gènes BDNF (brain derived neurotrophic factor, 11p14.1), NTRK2 (neurotrophic receptor tyrosine kinase 2, 9q21.33), sim1 (single minded family BHLT transcription factor 1, 6q16.3) qui présentent des troubles cognitifs et du comportement. La déficience intellectuelle est une des présentations cliniques les plus hétérogènes, plus de 800 gènes y étant identifiés.

Plus de 50 syndromes incluant l'obésité sont connus (syndromes de Prader-Willi, de Bardet-Bield où 12 gènes sont identifiés, d'Alström, de Cohen, de Mehmo et de Börjeson-Forssmann-Lehmann.impliquant le chromosome X...).
Les formes polygéniques d'obésité font intervenir plusieurs gènes induisant de nombreux variants génétiques (128 gènes candidats recensés).

72% des patients atteints du syndrome de Bardet-Biedl sont obèses. Ce syndrome (rétinopathie pigmentaire, atteintes multiviscérales individuellement variables, déficit intellectuel...), touchant 1/125.000 à 1/175.000 personnes, mais 1/17.000 chez les Bédouins du Kowei, 1/13.000 de la population de Terre Neuve, est dû à des mutations des gènes BBS1 (Bardet-Biedl syndrom 1) et BBS12 impliqués dans la formation et le fonctionnement des cils.
Une obésié précoce est constante, avec une hyperinsulinémie et une résistance à l'insuline, dans le syndrome d'Alström (1 millier de cas connus) marqué par une dystrophie des cônes et des bâtonnets due à des mutations du gène ALMS1 (2p13.1).

3. LES FACTEURS ÉPIGÉNÉTIQUES DE L'OBÉSITÉ

Des facteurs épigénétiques en rapport avec des conditions environnementales (alimentation des ascendants, nutrition, facteurs du milieu, médication...) jouent un rôle important dans l'épidémie de l'obésité, dés le développement *in utero*. Ils interviennent sur les mécanismes hormonaux, neuronaux et autocrines de l'équilibre énergétique.
Une alimentation trop riche en énergie, combinée à une activité physique insuffisante, a un rôle majeur dans l'augmentation croissante de la prévalence de l'obésité. Une suralimentation précoce affecte les niveaux de méthylation du gène POMC. Différentes molécules de petite taille (acide folique, méthionine...) agissent sur l'activation ou l'inactivation épigénétiques de différents gènes. Selon les périodes de la vie et l'activité génétique, les marques épigénétiques induisent des changements à long terme dans le profil d'expression des gènes, pouvant entraîner des pathologies à l'état adulte.

Le foetus est affecté par le métabolisme de la mère, notamment pendant deux périodes critiques : au début de la grossesse, lors de la différenciation des centres hypothalamiques, et vers la 35ème semaine, lors de la différenciation des adipocytes. Les conditions de la vie utérine modulent le nombre des adipocytes *via* leur différenciation par intervention des récepteurs nucléaires d'acides gras PPAR (peroxysome prolifération activated receptor). L'obésité est le résultat de l'hyperplasie (multiplication du nombre) et de l'hypertrophie (accroissement de la taille) des adipocytes. La malnutrition pendant le premier et le deuxième trimestres de la grossesse est liée à une augmentation de la prévalence de l'obésité et aux perturbations après la naissance, prédisposant aux troubles métaboliques ultérieurs.

Les enfants de femmes enceintes ayant souffert de la famine hollandaise de 1944 (suite au blocus alimentaire de l'occupant allemand) sont plus petits et ils sont atteints majoritairement d'obésité, de diabète ou de troubles vasculaires.
Les embryons affamés ont moins de groupes méthyle attachés au gène IGF2 (insulin like-growth factor 2) qui code pour un facteur de croissance.
Le gène BAHD (bromo adjacent homology domain containing 1) du chromosome 15, code pour une protéine qui a des effets épigénétiques par son action sur des méthyltransférases ou des histones déacétylases.
Les facteurs épigénétiques varient d'une cellule à l'autre dans un même tissu, chaque cellule ayant son épigénome propre variant dans le temps.
Selon les recommandations de bonne pratique de la Haute autorité de santé (HAS) de 2011, six facteurs principaux sont en cause dans les risques prénatals d'obésité infantile qui, en Europe, sévit surtout en Italie et en Espagne : le tabagisme maternel, le diabète, le surpoids ou l'obésité des parents, l'excès de prise de poids pendant la grossesse, le cadre de vie défavorable, l'excès ou le défaut de croissance intra-utérine du foetus. Le poids à la naissance est significativement associé à l'IMC de l'adulte.
Selon une vingtaine d'études sur des milliers d'enfants, il ressort que les enfants dont les mères fumaient pendant la grossesse ont un risque accru d'obésité par rapport aux enfants dont les mères ne fumaient pas. Le diabète gestationnel cause un risque accru d'excès de poids de l'enfant, vraisemblablement par adaptation de la fonction pancréatique générant un hyperinsulinémisme du foetus. Chez les enfants en surpoids ou obèses la proportion de macrosomes (enfants pesant plus de 4kg à la naissance) est de 17,9% contre 5% dans la population en général. Les enfants de petit poids à la naissance ont une augmentation de l'IMC plus importante que celle des autres, avec la masse grasse surtout dans la région abdominale.
Le statut socio-économique des parents est associé aux risques de surpoids et d'obésité de leurs enfants devenus adultes. D'après les enquêtes de la Natural Health and nutrition examination Survey, le risque d'obésité est significativement plus faible si le revenu de la famille est élevé.
La plupart des familles économiquement défavorisées ont une alimentation déséquilibrée, déstructurée et de mauvaise qualité.

L'obésité infantile est un facteur prédictif de l'obésité de l'adulte. La probabilité de persistance de l'obésité augmente avec sa sévérité, l'âge et les antécédents familiaux. L'IMC à l'âge de 6 ans (valeur seuil 20) est prédictif de l'IMC à 20 ans. La probabilité qu'un enfant obèse le reste à l'état adulte est de 20 à 50% avant la puberté, de 50 à 70% après la puberté. Or en France, le pourcentage d'enfants en excès de poids est passé de 3% en 1965 à 18% en 2006.

L'alimentation

La ration alimentaire varie avec l'âge, le sexe, l'état physiologique, l'activité physique. Elle doit être quantitativement suffisante, qualitativement variée et contenir, en principe, 12-15g de protéines, 30-35g de lipides, 53-55g de glucides (besoin minimum de glucides par jour 150g). Pour une consommation journalière de 2000 Kcal/jour, la quantité de glucides ingérée devrait être de 225 à 325g/j. L'apport en sucres devrait être moins de 10% de l'apport énergétique total.

Un repas typique comporte 4 portions de glucides (dont des crudités, des fruits apportant sels minéraux, oligoéléments, vitamines, fibres, antioxydants), 2 portions de protides (viande, poisson, oeuf, lait), 1 portion de lipides d'origine animale (vitamine A, acides gras saturés) ou végétale (vitamine E, acides gras mono- ou polyinsaturés). Dans les pyramides alimentaires proposées pour guider le public, le sommet est représenté par les matières grasses et les produits sucrés. Mais une alimentation riche en glucides apporte moins d'énergie qu'une alimentation avec un pourcentage élevé de lipides, car ces derniers ont une densité calorique plus grande. Les glucides sont plus agréables ou savoureux (palatables), et ils suscitent moins de sécrétion de leptine. Sont à préférer les sucres à indice glycémique bas, mais divers paramètres peuvent modifier la valeur de l'indice glycémique. Ainsi, le fait de manger cru ou *al dente* diminue l'IG, alors que la cuisson et les transformations industrielles l'augmentent. Ont un IG en-dessous de 35 des fruits à faible teneur en sucre, des légumes, la viande, l'huile d'olive, de 35 à 50 le lait, les céréales complètes, un IG supérieur à 50 le riz, la pomme de terre, les pâtes.
Pour son métabolisme basal l'homme a besoin de 2500 Kcal /jour, la femme de 1800-2000 (1Kcal est l'énergie nécessaire pour réchauffer 1l d'eau de 1°C).

La densité calorique mesure le nombre de calories (Kcal) apportées par gramme d'aliment ; 1g de protide apporte 4 Kcal, 1g de sucre 7, 1g de lipide 9.

La dépense énergétique de repos est liée essentiellement à l'entretien de la masse maigre (muscles), la dépense énergétique totale a une part liée à la dépense énergétique de la digestion. Le cerveau utilise 20% de l'énergie totale de l'organisme.
Pour certains, les apports énergétiques en sucres libres ne devraient pas dépasser 50g/jour au maximum (la consommation moyenne en France est de 70g). Un verre de jus d'orange apporte 20g de sucres libres, soit 4 cuillères à café de sucre. La restriction calorique (diminution de 30 à 40% du nombre de calories consommées) ralentit le vieillissement.

L'alimentation agit par la quantité, la qualité et le rythme des apports. Elle doit être saine, variée, équilibrée, à heures fixes. Pour autant, ce dernier critère est modulable. Avec une dose suffisante de glucides et d'énergie, le corps assure une durée de fonctionnement d'environ 5 heures (donc après un repas pris à 12h30, le corps passe d'un état de satiété à un état hypoglycémique vers 17h30). Mais le délai de 5h ne vaut que pour une dose de glucides suffisante.
Les fruits apportent des vitamines, des sels minéraux, du carotène, des antioxydants, des polyphénols, des acides organiques, des fibres, mais aussi du sucre (fructose). 100g de fraises représentent 32 Kcal, d'avocat 160.
Les légumes frais et secs apportent les nutriments (amidon, sucres complexes, protéines) et les fibres (100g de courgette donnent 20 Kcal, 100g de pommes de terre 86). Les poissons (recommandés deux fois par semaine), outre les protéines, les vitamines fournissent des oméga 3 (100g de colin représentent 92 Kcal, de sardine 162).
La viande blanche est plus digeste que la viande rouge, mais cette dernière donne le fer indispensable (100g de steack haché fournit 210 Kcal, d'entrecôte 166).
Si 100g de fromage blanc ne donnent que 67 Kcal, 100g de gruyère en donnent 392. L'usage de 100g d'huile de colza (900 Kcal) ou d'olive est préférable à celui du beurre.
Le chocolat est riche en sucre et en lipides (100g de biscuit au chocolat représentent 512 Kcal).

Sont recommandés les aliments à densité calorique faible (salade, lentilles, poulet..) et à forte densité nutritionnelle (richesse en nutriments : vitamines, sels minéraux, protéines, tels qu'épinards, cresson...) et à index glycémique bas (capacité d'un aliment d'élever la glycémie par rapport au glucose ; valeur moyennes : 35 à 40). Tels sont les légumes verts, des légumineuses (riz), des fruits (pamplemousse, pomme...), le fructose, le lait entier. Pour un pouvoir sucrant de 120, l'index glycémique du fructose est de 20, pour un pouvoir sucrant de 70, l'index glycémique du glucose est de 100. Pour un pouvoir sucrant de 100, l'index glycémique du saccharose est de 70, celui du lactose de 46 pour un pouvoir sucrant de 20. Les féculents, les boissons sucrées, les pâtisseries font monter rapidement la glycémie. L'index glycémique d'un aliment varie selon son mode préparation, son association avec d'autres nutriments (comme les fibres) modifiant la rapidité d'absorption. La charge glycémique (Indice glycémique multiplié par quantité de glucides en g/10) est la capacité d'une portion d'aliment à élever la glycémie. Pour 3g d'abricot elle est de 3,8, pour 100g de pomme de terre au four 16,8. L'index glycémique et l'index insulinémique (élévation du taux d'insuline sanguin après ingestion d'un aliment) sont corrélés, sauf dans le cas des produits laitiers (yaourt : IG : modéré, 62, IL : haut, 115).

L 'industrie agroalimentaire remplace le saccharose par du sirop de glucose-fructose (high fructose corn syrup ou HFCS) surtout dans les gâteaux, les confiseries, rajoute des glucides dans les conserves de légumes (ketchup : 28% de sucre), les aliments salés, les poudres de chocolat, les glaces, des boissons tels les sodas au sirop de maïs contenant 55% de fructose, 42% de glucose et 3% d'autres glucides. Un étiquetage HFCS 90 signifie 90% de fructose et 10 de glucose. Le fructose est métabolisé dans l'intestin grêle et, en cas d'excès, par le foie, avec transformation principalement en graisse véhiculée vers les adipocytes. En outre, le fructose, multipliant par dix la vitesse de glycation, favorise la production de radicaux libres nocifs, altérant les tissus. Les ingestions de soda de type diet soda peuvent provoquer un syndrome métabolique (MetSyn) marqué par des taux d'hyper-glycémie et d'insuline élevés, de l'hypertension, précédant des maladies graves, telles troubles et accidents vasculaires, diabète de type 2.

Dans les produits allégés (dits light) les sucres sont remplacés par des édulcorants naturels (sirope d'agave) ou de synthèse (aspartame = E951, à pouvoir sucrant 150 à 200 fois plus que le saccharose ; cyclamate : E962 ; sucralose = E955, à pouvoir sucrant 400 à 600 fois plus que le saccharose ; advantame = E969) à apport calorique faible, mais augmentant la sensation de faim.
S'ajoutent l'addiction (augmentation de la libération de dopamine) et les risques de diabète (1,5l de boisson light par semaine augmente de 59% le risque de diabète).
D'où la création en France d'une taxe sur les boissons sucrées (20 euros par hl pour les boissons contenant plus de 11g de sucres ajoutés pour 100 ml). Le projet européen TeRuFiQ (2012) cherche à réduire les quantités de sucre, de sel et de matières grasses dans les aliments transformés.
A partir d'informations fournies par le code-barres sur le smartphone, des applis (Yuca, Scan Eat,s my food good...) indiquent la composition d'un produit, sa valeur calorique, la présence d'additifs ou d'allergènes, avertissant ainsi du risque possible, en cas de régime ou d'allergie. De mieux en mieux informés et stressés par les effets de leur alimentation sur leur santé à long terme, les consommateurs commencent à modifier leurs habitudes alimentaires.
Selon un sondage Harris Interactive, plus d'un quart des Français seraient devenus flexitariens, limitant la part de viande dans leurs menus au profit de celle des légumes, ce qui oblige les producteurs et les acteurs de l'agroalimentaire à modifier leurs productions, les grandes marques multipliant l'offre de produits dits bio, vegan, sans sucre, sans sel.
Depuis l'étude de la cohorte Overbalik (320 individus nés en 1989, 1905, 1920, 1935 en Suéde) on sait que les maladies cardio-vasculaires et le diabète dépendent de l'abondance ou de la restriction alimentaire pendant la puberté des grands-parents. Le grand-père transmet l'information à ses petits-fils, la grand-mère à ses seules petites-filles.
Des polluants (phtalates, dioxines, furanes...) interfèrent dans la régulation de l'adipogenèse. Des perturbateurs endocriniens (hormono-mimétiques) contribuent à une prise de poids, par le biais de la dérégulation du développement du tissu adipeux. Certains médicaments (contraceptifs, psychotropes....), certaines infections favorisent la tendance à l'obésité.

Il en est de même pour la diminution du temps de sommeil, agissant par diminution du taux de leptine plasmatique et augmentation du taux de ghreline. L'environnement thermique intervient aussi, car l'alimentation est moins riche en calories quand il fait chaud.
La régulation de la flore intestinale (microbiote) est un facteur de stockage des graisses. L'âge de la maternité est aussi facteur d'obésité pour l'enfant, le développement du tissu adipeux commençant chez le foetus et étant influencé par le milieu utérin. Toutes les sédentarités ne sont pas équivalentes quant à leur rôle dans l'obésité. D'une étude durant 8 ans sur 3592 Afro-Américains, il ressort qu'être assis souvent durant sa journée de travail fait courir moins de risque que rester 4 heures par jour devant sa télévision.

4. TRAITEMENT DE L'OBÉSITÉ

Des nutritionnistes peuvent aider à suivre des régimes pour prévenir ou traiter l'obésité. Quand la diététique échoue, pour des IMC dépassant 35 à 40, on peut traiter l'obésité par des médicaments agissant soit en diminuant la sensation de faim ou en altérant l'absorption des aliments, soit en augmentant la dépense énergétique, mais ils ont tous des effets indésirables.
La chirurgie bariatrique consiste soit à poser un anneau pour ralentir la vidange de l'estomac ou à réduire son volume (technique sleeve), soit à réduire le volume stomacal et à courcicuiter en même temps une partie de l'intestin (technique bypass), mais elle astreint à des contraintes de prises alimentaires. Un jeûne organisé, régulier, est la méthode naturelle pour maintenir un poids convenable à la santé.

a. Le jeûne

Selon le plan NutriNet-Santé 58% des femmes et 27% des hommes d'un poids normal souhaitent maigrir. Que dire des obèses ! La plupart des très nombreux régimes commerciaux proposés ne sont pas correctement évalués sur le plan scientifique et manquent d'un suivi. Après de tels régimes 90% des personnes regrossissent.
Le jeûne intermittent (fasting), consistant à ne pas manger pendant 16 à 24h, en sautant, par exemple, le petit-déjeuner ou le dîner, est un bon moyen de maintenir un poids convenable, sans danger et gratuitement.
Les réserves énergétiques d'une personne s'élèvent en moyenne à 141.000 Kcal sous forme de triglycérides (85,3% des réserves totales), 24.000 de protéines (14,4% des réserves totales) et 600 kcl de glycogène (0,3% des réserves totales).

Théoriquement, cela permettrait de pouvoir jeûner 80 jours, mais bien avant surviennent diverses complications.

Au bout d'un jour de jeûne, la réserve de glycogène est épuisée et le glucose provient de l'utilisation d'acides aminés (45%), de lactate (30%) et de glycérol (25%). Par néoglucogenèse dans le foie, le glucose est synthétisé à partir de l'énergie libérée par l'oxydation des acides gras. Bien que l'alanine ne représente dans le muscle que 7% des acides aminés présents, elle est le principal précurseur du glucose parmi les acides aminés, les autres acides aminés constituant la principale source azotée nécessaire à sa synthèse. Elle est directement transformée dans le foie en pyruvate par la glutamo-pyruvate transaminase, le produit final de la transformation étant l'urée. Dérivé de la dégradation anaérobie du glucose, le lactate, *via* le pyruvate, fournit 1/3 du glucose (36g de glucose sont utilisés par jour). Dérivé de la dégradation des triglycérides, le glycérol fournit 25% du glucose, *via* la phosphodihydroxyacétone (16 à 18g de glycérol utilisé par jour). L'augmentation des acides gras dans le foie stimule l'apparition de corps cétoniques dans le sang dès le 2ème et 3ème jour de jeûne. Au 3ème jour de jeûne, 1/3 de l'énergie nécessaire au cerveau est assuré par les corps cétoniques ; ils deviennent la principale source d'énergie (70%) après 40 jours (1mmol/l après 12h de jeûne, 3,8mmol/l après 60h) entraînant une baisse de l'insuline, une augmentation du glucagon, de l'adrénaline, de la noradrénaline et de l'hormone de croissance (dont les taux sont multipliés par 6).

Les premiers jours de jeûne, la forte chute de poids (660g par jour la première semaine, 270 les jours suivants) est due essentiellement à la perte en eau et en sels, causée par l'augmentation du taux sanguin de glucagon qui, après quelques jours, bloque l'action de l'aldostérone sur le rein (d'ou la natriurèse) et à la destruction des tissus protéiques riches en eau (viscères et muscles).

La diminution d'insuline favorise la lipolyse et la protéolyse, l'augmentation de glucagon accroît la glycogénolyse et la captation de l'alanine, la lipolyse et la cétogenèse.

Dans la matrice mitochondriale des cellules hépatiques, à partir de l'acétylCoA issu de la bêta-oxydation des acides gras, est formé de l'acétoacétate qui, réduit, donne du bêta-D-hydroxybutyrate et de l'acétone qui passent dans le sang. Pour produire les 1400-2000 Kcal nécessaires, il faut consommer chaque jour 160g de triglycérides et 75 de protéines, ce qui a une limite.

D'où la mise en place d'une deuxième phase d'adaptation au jeûne pour produire du glucose en préservant la consommation de protéines qui tombe à 20g/jour (au lieu de 75). Il y a augmentation de la production de corps cétoniques (acétylacétate, bêta-D-hydroxybutyrate, acétone) et le rein fournit du glucose (40g/jour) à partir de la glutamine, avec pour produit terminal de dégradation de l'ammonique dont la teneur dans les urines augmente, tandis que baisse celle de l'urée, ce qui diminue les besoins en eau.
En phase terminale de jeûne, l'épuisement des corps cétoniques et des acides gras entraîne une réduction massive de la masse protéique, une baisse de la température corporelle et de l'immunité. Les limites de vie sont atteintes quand le poids est tombé à 40-50% du poids initial, que 30-50% des protéines sont consommées. Surviennent des crampes, des hémorragies, des céphalées, une confusion mentale précédant l'état comateux et la mort.
L'évolution est semblable chez les obèses, avec une perte de poids proportionnelle au poids initial et une plus grande résistance à la cétose.
Lors de grèves de la faim, quatre phases sont cliniquement reconnues : une phase durant la première semaine où le jeûne est bien supporté, une phase pendant le premier mois, marquée par une forte perte de poids (12kg), de l'hypotension, une baisse de la température corporelle, une phase de maladie, quand la perte de poids est de l'ordre de 15 à 20%, une sensation de froid permanent, des hémorragies, des céphalées et étourdissements, une phase finale avec sensation d'euphorie, confusion mentale, coma. Pour les grévistes de la faim la reprise alimentaire (d'abord sous forme liquide), doit être progressive et les voies parentérale et entérale peuvent être utilisées. Les aliments solides sont progressivement introduits, l'alimentation redevient normale au bout de 9 jours.

b. La médication

Des médicaments coupe-faim dérivés des amphétamines ont été retirés du marché en raison de leurs graves effets indésirables. Des médicaments inhibant l'absorption et la digestion des lipides, paraissent efficaces, mais s'ils sont accompagnés d'un régime approprié et sous suivi médical.

c. La chirurgie

La chirurgie bariatrique, consistant à réduire les capacités de l'estomac, est appliquée, en dernier recours, dans le traitement de l'obésité morbide. La France est au 3ème rang des pays occidentaux à réaliser le plus d'interventions de ce type (60.000 opérations en 2016) dans près de 500 centres. Sur 10.000 personnes, 8,4 ont eu recours, en 2014 en France, à la chirurgie bariatrique (contre 6,9 aux États-Unis, 1,2 en Angleterre), bien qu'il n'y ait que 15% d'obèses en France contre 27% au Royaume Uni et 38% aux États-Unis. Depuis 2006, 450.000 obèses, dont 80% de femmes, ont été opérés en France. Selon les recommandations de la Haute Autorité de Santé, en France l'opération est envisageable quand l'indice de masse corporelle dépasse 40kg/m2 (soit 110 kg pour 1,7m). Au Danemark il doit dépasser 50kg/m2 (soit 145 kg pour 1,7m). L'opération peut entraîner des complications chez 5-10% des opérés. Une technique de réduction de l'estomac pratiquée par la bouche aurait une efficacité équivalente à la chirurgie classique et elle s'avère réversible. Une bonne prise en charge de l'opéré doit assurer une maîtrise du suivi médico-psychologique indispensable la vie durant, en raison du risque de complications chirurgicales ou nutritionnelles dont certaines conduisant à des atteintes neurologiques.

d. Une thérapie psychologique

Elle prend en charge des habitudes comportementales.

e. La thérapie génique

Appliquée à des rongeurs, la thérapie génique avec le gène Fgf21 donne de bons résultats contre l'obésité. Ce gène (19q13.33) est associé au diabète de type 2. Codant pour une protéine produite par le foie, il est activé par le jeûne *via* PPARalpha (peroxysome proliferator activated receptor alpha) et par un apport de glucose.
L'activation se fait *via* ChREBP (carbohydrate responsive element binding protein). Sans PPARalpha, ChREBP ne peut se lier à l'ADN et activer l'expression de Fgf21, contrôlant l'appétence au glucose.

CONCLUSION

Les maladies héréditaires liées aux sucres sont des maladies métaboliques dont les maladies lysosomiales. En France, 2000 à 2500 familles ont ce risque et 100 à 200 enfants naissent chaque année avec l'une de ces maladies (5000 à 8000 aux USA). Elles résultent, suite à des mutations géniques, du déficit d'une enzyme intervenant dans le métabolisme d'un substrat ou d'une protéine membranaire ou d'un récepteur ou d'une protéine activatrice. Très généralement, l'hérédité est de type autosomique récessif. L'âge de début de la maladie et sa sévérité dépendent de l'activité résiduelle de l'enzyme. Le plus souvent, la maladie touche l'enfant ; elle est grave et parfois léthale, mais il y a des formes d'évolution lente, compatibles avec une survie à l'âge adulte. Il en résulte un phénotype très variable selon l'enzyme considérée, mais avec des atteintes multiviscérales, et des troubles psychiatriques possibles. Un déficit sévère, révélé chez le nourrisson, affecte fréquemment le système nerveux central. Si la maladie se manifeste plus tard, elle peut être moins grave.

Le diagnostic se fait par recherche des antécédents (anamnèse), examen clinique (retard du développement, symptômes neuronaux, organomégalie, anomalies ophtalmiques, osseuses...), avec, éventuellement, utilisation de l'imagerie médicale, de l'échographie, analyse biochimique dans les urines, le liquide céphalorachidien, analyse enzymatique dans les cultures de fibroblastes (prénatal) ou les globules blancs (post-natal), confirmation par observation génétique. Le diagnostic peut être long et difficile. Plus il est précoce, plus un traitement peut être efficace.

En principe, la thérapie peut se faire 1. par remplacement de l'enzyme déficiente par substitution d'une enzyme de synthèse (thérapie substitutive), mais le produit ne traverse pas la barrière hématoméningée, donc est sans effet neurologique, ou par greffe de cellules souches hématopoïétiques (TCSH), 2. par augmentation de l'activité résiduelle de l'enzyme, 3. par réduction de l'apport du substrat de l'enzyme en cause, 4. par remplacement du gène codant l'enzyme (thérapie génique).

La thérapie substitutive est appliquée pour la maladie de Gaucher, de Fabry, les MPS de type 1, 2, 6, et la glycogénose de type 2, mais elle coûte très cher et elle a des effets secondaires.
La TCSH est un procédé lourd, réservé aux formes sévères de MPSII et de maladies lysosomiales à atteinte neurologique. En général, les thérapies palliatives restent les seules ressources possibles.

Fréquentes sont les maladies métaboliques liées au sucre dans lesquelles les conditions de vie ont un rôle prépondérant. Tels sont les diabètes et l'obésité. En 2013, 4,7% de la population française, soit plus de 3 millions de personnes, étaient diabétiques. Même si le phénomène y est moins marqué que dans d'autres pays, dans l'étude de la cohorte Constances de 2013, la prévalences en surpoids est estimée à 44% chez les hommes, 25% chez les femmes et, pour l'obésité, à 16% dans les deux sexes. Aucun modèle génétique ne permet d'expliquer, à lui seul, l'augmentation de ces maladies, y compris chez les jeunes, durant ces dernières décennies, ce qui suggère l'implication de facteurs environnementaux dans leur déclenchement. Parmi ces facteurs, la malnutrition, l'insuffisance d'exercice physique, mais aussi dans le quotidien, les modes de vie altérant le sommeil, aggravant les causes de stress, agissent sur l'expression génétique et les régulations métaboliques.

Les aliments sont constitués de centaines de nutriments (protéines, lipides, glucides, vitamines, oligoéléments, minéraux). L'industrie agro-alimentaire isole des nutriments pour les recombiner, en ajoutant du sel, des sucres, des matières grasses, (mais aussi des colorants E100 à E199, des conservateurs E200 à E299, des antioxydants E300 à E399, des agents de texture E400 à E499, des exhausteurs de goût E500 à E599). Elles en font des substances hédoniques, nutritionnellement déséquilibrées et trop énergétiques, mais très prisées dans une culture dominante de consommation facile, rapide et peu coûteuse.
L'alimentation doit fournir les calories nécessaires (2500-2700 Kcl pour un homme à activité physique modérée, 2000 pour une femme), être variée et équilibrée (les calories ne sont pas interchangeables entre viande, légumes, produits laitiers, féculents, fruits). Rappelons, par exemple, que 100g de salade apportent 12 Kcal, de melon 62 Kcal, de pomme de terre 85 Kcal, de camembert 310 Kcal.

Les trois repas par jour sont à prendre à heures régulières et en mettant le temps de manger (ce que l'activité professionnelle empêche souvent de réaliser).
La suppression de certains nutriments dans les produits industriels ou l'addition de compléments pour compenser les déséquilibres nutritionnels, supposées améliorer la santé, aggravent les risques de maladies chroniques (diabètes, maladies cardio-vasculaires, obésité, cancers). Selon le codex alimentaire international, un produit est dit allégé si sa teneur en nutriments ou en calories est inférieure de 25% au moins au produit initial. Mais souvent allégé en gras signifie ajout en sucres et inversement.
En France, selon la Sécurité sociale, en 2010, 36% des 540.000 décès (24% des maladies cardio-vasculaires, 10% des cancers, 2% des diabètes) seraient liés à une mauvaise alimentation. On peut mieux modifier efficacement ses choix alimentaires, en comprenant d'abord la base de ces changements.
Selon R. Lustig, pour faire baisser le stress et atteindre les bons niveaux de sérotonine et de dopamine dans le cerveau, il faut se connecter (entretenir des liens affectifs, poursuivre un but commun), contribuer, faire face (moralement et physiquement) et cuisiner de la vraie nourriture, tant pour soi que pour les amis, en éteignant la télévision.

L'activité physique peut être caractérisée par un certain nombre de paramètres : fréquence, durée, intensité, type d'activité. La pratique quotidienne, régulière d'une activité physique (par exemple, 30-50 minutes de marche d'un bon pas) équilibre la glycémie, améliore le sommeil, protège des maladies cardio-vasculaires, maintient le bon état général. Or, moins de la moitié des Français de 15 à 75 ans atteignent un niveau d'activité physique favorable à la santé. En outre, se mettre à faire du sport à la retraite n'est pas sans danger. Le paramètre le plus utilisé de la sédentarité (faible dépense énergétique) est le temps passé devant un écran (télévision, jeux vidéo, ordinateur). Les enfants et adolescents de 3 à 17 ans passent en moyenne 2 h par jour devant un écran et les plus de 65 ans, 3h. Selon l'OMS, la sédentarité est responsable de 5% des cardiopathies coronariennes, 9% du diabète de type 2, 9% du cancer du sein, 10% du cancer du côlon. Or, la tendance mondiale des pays industrialisés est à une diminution du volume de temps passé en activité physique.

L'exposition répétée à des conditions stressantes favorise la prise d'aliments à haute densité énergétique et elle élève le taux de cortisol sanguin, ce qui incite le foie à libérer du glucose (par néoglucogénèse) et fait monter la sécrétion d'insuline.
A la longue, le cortisol entraîne un épuisement des glandes cortico-surrénales, ce qui a pour conséquence des troubles métaboliques graves. En outre, une personne soumise au stress peut souffrir d'obésité sans augmentation de la teneur sanguine en cortisol, parce qu'une enzyme : la HSD (11-bêta-hydroxystéroide déshydrogénase 1), transformant la cortisone en cortisol actif, augmente directement le taux de cortisol cellulaire. Le thé vert, des fruits riches en flavonoïdes inhibent la HSD1.

Légion sont les recettes proposées pour éviter ou traiter le surpoids et l'obésité. D'une étude de Gardner et coll., pendant 1 an, portant sur 311 obèses et comparant les régimes Atkins (hypoglucidique), Zone (hyperprotéique, modéré en graisses) LEARN (modifications générales du comportement), Ornish (hyperglucidique) et weight watchers, il ressort que le régime hypoglucidique est le plus efficace pour perdre du poids.
Santé publique France (SPF) recommande d'augmenter dans la prise alimentaire la quantité de fruits, de légumes et de légumineuses (lentilles, haricots secs, deux fois par semaine), de consommer des fruits à coque (noix, noisettes, amandes), de limiter la consommation hebdomadaire de viande à 500g et de charcuterie à 150g. Les experts du World Cancer Research Fund, après examen de milliers d'études liant alimentation et cancers, aboutissent (2018) à des conclusions semblables sur la nécessité d'une alimentation saine et équilibrée. En fait, sauf en cas d'un déficit génétique portant sur un substrat alimentaire précis, le meilleur régime consiste d'abord à éviter au maximum les produits alimentaires industriels (dont les jus de fruits, sodas, boissons énergisantes, pizzas, gâteaux, barres de chocolat, plats préparés....), notamment les produits ultratransformés, même avec des étiquettes alléchantes mais trompeuses, ensuite, à prendre le temps de faire soi-même une cuisine simple, avec des produits frais, de qualité, et à manger de tout modérément, à intervalles réguliers, et en état de quiétude mentale. Jeûner de temps à autre (une fois par mois) permet une transformation des graisses en sucre qui favorise la production de dopamine et de sérotonine, procurant un sentiment de bien-être.

Références

Souleymane Abdoul-Azize, Implication de la signalisation calcique et des MAP kinases dans la perception gustative lipidique, Thèse Univ. Bourgogne, Sciences de la Vie, 2013, 224 p.

Alexandra Audemard, Xavier Troussart, Françoise Galateau-Salle, Margaret Macro, La maladie de Gaucher, Hématologie, 2013, 19, 217-222

François Authier, Barry Posner, John J.M. Bergeron, Rôle de l'endocytose dans la protéolyse de l'insuline et du glucagon dans l'hépatocyte, M/S, 1994, 10, 176-185

Eugénie Auvinet, Caroline Hirschauer, Anne-Laure Meunier, Alimentations, nutrition et régime, Studygramma, 2018, 1068 p.

Dominique Bataille, Les peptides dérivés du glucagon : maturations post-traductionnelles et leurs conséquences biologiques, M/S, 1991, 7, 900-910

Bernard Bauduceau, Lyse Bordier, Le diabète, Solar, 2017, 320 p

Amélie Bonnefond, Étude génétique du contrôle glycémique, Médecine humaine et pathologique, Univ. de Lille II, 2010, 148 p.

Sandrine Boullu-Sanchez, Les diabètes monogéniques : caracté-ristiques cliniques et génétiques du diabète type Mody et du diabète mitochondrial, Métabolismes, hormones, diabètes et nutrition, 2003, 6, 268-272

Michelle Bureau, Pierre Genton, Charlotte Dravet, Antoine Descuado-Escuela, Carlo Alberto Tasmari, Pierre Thomas, Peter Wolf, Les syndromes épileptiques de l'enfant et de l'adolescent, John Libbey Eurotext, 2015, 682 p.

Jacques Capeau, Voies de signalisation de l'insuline : mécanismes affectés dans l'insulino-résistance, M/S, 2003, 19, 934-939

Pierre Cardinal, Rôle du récepteur aux cannabinoïdes de type1 (CB1) hypothalamique dans la régulation de la balance énergétique et de l'homéostasie du glucose, Sciences de la Vie et de la Santé, Univ. Bordeaux 2, 2013, 154 p.

Lionel Carneiro, Détection hypothalamique de l'hyperglycémie : rôle dynamique mitochondrial dans la signalisation par les espèces actives de l'oxygène, Médecine humaine et pathologie, Univ. de Bourgogne, 2011, 236 p.

Jérôme Carraz, Comprendre et traiter l'obésité. Approche pluridisciplinaire intégrative, Elsevier/Masson, 2017, 232 p.

Brigitte Chabrol, Olivier Dulac, Josette Mancini, Gérard Ponsot, Michel Arthuis, Neurologie pédiatrique, M/S, Flammarion, 2010,1042 p.

Brigitte Chabrol, Pascale de Lonlay, Maladies métaboliques héréditaires, Doin, 2011, 231 p.

Philippe Chavanne, Additifs alimentaires : mieux les connaître pour éviter leur toxicité, Mosaïque-Santé, 2018, 156 p.

Hélène Choquet, Contribution du gène PCSK1 aux formes monogéniques et polygéniques d'obésité, Thèse Médecine humaine et pathologie, Université de droit et santé, Lille II, 2010, 108 p.

Siméon P. Choukem, Eugène Sobngwi, Jean-François Gautier, Les particularités du diabète chez le sujet originaire d'Afrique noire, STV, 2007, 19, n° 14, 513-518

Y Combarnous, Communications et signalisations cellulaires, Tec et Doc. Lavoisier, 4 éd. 2013, 381 p.

Sébastien Czewichow, Obésité. Quand et comment avoir recours à la chirurgie bariatrique, Marabout, 2018, 220 p.

Claire Deloison, Les facteurs de risques maternels prédictifs d'obésité infantile, Thèse Université Toulouse III Paul Sabatier, Faculté de Médecine, 2015, 50 p.

Florence Desusses Epelly, Suivi médical de 55 grévistes de la faim : enseignements et recommandations, Thèse Faculté de Médecine n°101162, Genève, 2000, 89 p.

Gabrielle Deydier, On ne naît pas grosse, Goutte d'or, 2017, 160 p.

Mélanie Dumoulin, Le développement du goût et les préférences gustatives : du foetus à l'enfance, Thèse Pharmacie, Nantes, 2013, 112 p.

Patrick Etiévaut, France Belliste, Jean Dallongeville, Fabien Etiké, Elisabeth Guichard, Martine Padela et Monique Romon-Rousseaux (Catherine Donnans, Claire Sabbagh et Anaïs Tibi), Les comportements alimentaires. Quels sont les déterminants et quelles actions pour quels effets ?, Esco Comportements alimentaires, INRA, 2010

Jean-Christophe Farges, Morphogenèse cranio-faciale et odonto-genèse, Cours 2012-2913, 1èrea année commune aux études de santé, Univ. Claude Bernard, Lyon I.

Chin-To Fong, Revue générale des maladies à surcharge lysosomiale, https://www.msdmanuals.com

Philippe Froguel, Nathalie Vionnet, Dominique Gauguier, Martine Vaxillaire, Habib Zouali, Philippe Passa, Gilberto Velho, Génétique des diabètes non insulinodépendants, M/S, 1994, 10, 795-804

Philippe Froguel, Récepteurs de la mélanocortine et obésité humaine, M/S, 2001, 17, 266-268

Christopher Gardner, Alexandre Kiazand, Sohyia Alhassan, SoowoKim, Randall S. Statford, Raymond Balise, Héléna Kraemer, Abby C. King, Comparizon of the Atkins, Zone, Ornisch and LEARN diets for change in weight and related risk factors among overweight premenopausal women : the ATOZ weight study, a ramdomized trial, 2007, JAMA, 9, 69-77

Catherine Grangeaud, Comprendre l'obésité : une question de personne, un problème de société, 2002, Albin Michel, 350 p.

A. Escobar Gutiérrez, J. Gaudillère, Distribution, métabolisme et rôle du sorbitol chez les plantes supérieures, EDP Sciences, 1996, 16, 5, 281-296

Jean-Claude Henquin, Patrick Gilon, Le contrôle de la sécrétion d'insuline par le glucose : signaux déclenchants et amplificateurs, M/S, 1995, 11, 1235-1242

Richard I.G. Holt, Cline Cockram, Allan Flyvbjerg, Barry J. Goldstein, Texbook of diabetes, 5th edition, 2017, 1040 p.

Mark Hyman, Changer d'alimentation pour éviter les maladies chroniques, Marabout, 2015, 544 p.

Mark Hyman, Mangez gras, maigrissez, Marabout, 2017, 288 p.

Joaquim Javary, Nathalie Allain-Courtois, Samira Benhamouche-Trouillet, La reptine, nouvelle cible thérapeutique pour le syndrome métabolique et la stéatose hépatique, M/S, 2018, n°8-9, vol. 34, 637-639

Pierre Kamensky, Actualités thérapeutiques des maladies lysosomiales, M/S, 2013, 19 (2), 11-120

Angeliki Karanutri, Monique Vincens, Min Chen, Ralf Jock, Implication des mutations du récepteur de la mélatonine MT2 dans la survenue du diabète de type 2, M/S, 2013, 29, 279-284

Souhara ben Khelifa, Ilhem Barboura, Selim Ferchichi, Abdelhede Miled, Les diabètes type Mody : revue générale et récentes découvertes, Ann. Biol. Chir., 2011, 19 (5) ,531-540

Tomy Lam, Roger Gutierez-Juarez, Alessandro Pocai, Luciano Rosettit, Regulation of blood glucose by hypothalamic pyruvate metabolism, Science, 2005, 309, 943-947

Tomy Lam, Roger Gutierez-Juarez, Gorgy Schwartz, Luciano Rosetti, Ludivine Laurans, SorayaTaleb, IDO, enzyme dangeureuse pour l'obésité, M/S, 2018, n° 8-9, vol. 34, 660-661

Jean-Michel Lecerf, Jean-Louis Schlinger, Nutrition, prévention et thérapeutique, Elsevier/Masson, 2016, 352 p.

Axelle Le Marec, Selvee Sungeelee, Amina Zeghouani, Laurine Gonzalez, Hervé Le Stunff, Rôle du métabolisme des céramides adipocytaires dans le brunissement du tissu adipeux blanc, M/S, 2018, n°2, vol. 34, 132-134

Robert Lustig, Sucre, l'amère vérité, Thierry Souccar, 2017, 152 p.

André Marette, La vérité sur le sucre, Vib, 2015, 158 p.

Emeline L. Maillet, Récepteurs gustatifs des molécules sucrantes et antisucrantes : un rôle métabolique insoupçonné, M/S, 2011, 27, n°2, 177-182

Geneviève Marcelin, Karine Clément, La fibrose du tissu adipeux. Un facteur aggravant de l'obésité, M/S, 2018, vol.34, n°5, 424-430

Sabine Meyer-Rogge et Kat Meyer-Rogge, Biochimie métabolique, De Boeck, 2012, 187 p.

Danier L Nelson, Michael M Cox, Lehninger Principles of biochemistry, W.H. Freemann and Co, 2008, 1158 p.

Sarah Nicolas, Joelle Chabry, Alice Guyon, Hadi Zarif, Catherine Heurteaux, Agnès Petit-Paitel, L'adiponectine. Un anti-inflammatoire et anti-dépresseur endogène, M/S, 2018, vol.34, n°5, 417-423

Julien Papin, Bases moléculaires des défauts sécrétoires des cellules bêtapancréatiques lors de la glucotoxicité, Thèse Univ. Bordeaux 1, Sciences de la Vie et de la santé, 2009, 192 p.

Mariam Raliou, Martha Grauso, Brice Hoffmann, Claire Schlegel-Le-Poupon, Claude Nespoulous, Hélène Debat, Christine Belloir, Anna Wieneis, Maud Sigoillot, Single Preet Bano, Didier Totier, Jean-Claude Pernolett, Jean-Pierre Moutmayeur, Annick Faurion et Loïc Briand, Humam genetic polymorphism in T1R1 and T1R3 taste receptor subunits affect their function, Chem. Senses, 2011, 36, 527-537

Simon Reutrakul et Eve van Cauter, Interaction between sleep circadian function and glucose metabolism : implications for risk and severity of diabetes, Ann. N. Y. Acad. Sci, 1311, 2014, 151-173

Daniel Ricquier, Maladies héréditaires du métabolisme et apports de la métabolimique, M/S, 2005, vol.21, n°5, 451-557

C Rooryck, D Lacome, Le syndrome de Bardet-Biedl, Ann. Endocr., 2008, 60, 463-471

Clara Roujeau, Ralf Jackers, Julie Dam, L'endospanine 1 de l'hypothalamus dissocie l'obésité du diabète de type 2, M/S, 2018, n°4, vol.34, 288-291.

Ophélie Rouxel, Agnès Lehuen, Les cellules MAIT : un lien entre l'intestin et le diabète de type 1, M/S, 2018, n°6-7, vol. 34, 518-122

Caroline Schaaf, Antonio Iannelli, Jean Gugenheim, État actuel de la chirurgie bariatrique en France, Acad. Nat. Chirurgie, 2015, 14, 2, 104-107

Jean-Louis Schlienger, Nutrition clinique. Pratique chez l'adulte, l'enfant, la personne âgée, Elsevier/Masson, 2018, 392 p.

Roger E. Stevenson, Judith G. Hall, David D. Salomon, Human malformations and related anomalies, Oxford Press Univ., 2016, 981 p.

Fanny Stutzmann, Le récepteur 4 aux mélanocortines, un paradigme de la génétique de l'obésité, Sciences du vivant, Univ. de droit et santé, Lille II, 2009, 127 p.

J. Timsit, C. Saint Martin, D. Dubois-Laforgue, C. Bellami-Chntelot, Diabètes de type Mody, Endocrinomogie/ Nutrition, 2016, 13 (2), 1-13

Sorenk Thompsira et Anna Gloyn, Human genetics as a model for target validation : finding newtherapics for diabetes, Diabetology, 2017, 64 (6), 960-970

Daniel Voet, Judith G. Voet, Biochimie, de Boeck supérieur, 2016, 1734 p.

Ronals R.Watson, Nutrition in the prevention and treatment of abdominal obesity, Academic Press, 2017, 560 p.

Johannes Zschocke, Georges Hoffmann, Vademecum metabolicum, Manuel de pédiatrie métabolique, Schattauer, 2015, 173 p.

Table des matières

Liste des maladies liées aux sucres. Indication du gène en cause (avec sa localisation chromosomique), et de la protéine déficente.

Alpha-mannosidose	MANB1	19p13. 2	*alpha-mannosidase*	97
Bêta-mannosidose	MANB2	4q.24	*bêta-mannosidase*	98
Maladie d'Andersen	GBE1	3p12.2	*enzyme branchante*	95
Aspartyl-glucosaminurie	AGA	4q34	*aspartylglucosaminidase*	98
Mc Ardle (GDSV)	PYGM	11q13	*phosphorylase musculaire*	93
Congenital disorders of Glycosilation (CDG)				98
CDG1A	PMM	16p13	*phosphomannomutase*	98
CDG1B	PMI	13q32	*phosphomannose isomérase*	98
CDG1C	ALG6	1p22.23	*une glucosyl-transférase*	98
CDG1D	ALG3	3q22	*mannosyltransférase*	98
CDG1E	DPM1	20q13	*dolichyl-P-Man-synthase*	98
CDG1F	MPUD	17p13	*une mannosyltransférase*	98
CDG1G	ALG9	11q23	*alpha-1,2 mannosyl-transférase*	98
CDG1H	ALG8	11pter .p15	*2PP-dolicholalpha,bêta glucosyltransférase*	98
CDG1I	DPAGT1	11q23	*phosphotransférase*	98
CDG1I	ALG2	q22	*alpha-1,3 mannosyl-transférase*	98
CDG1k	ALG1	12q13	*bêta-1,4 mannosyl transférase*	99
CDG2A	MGAT2	14q21.3	*une glucosaminosyl-transférase*	99
CDG2B	GCS1	17q25.3	*glucosidase 1*	99
CDG2C	SLC35C1	11p11	*GDP-transporteur de fucose*	99
CDG2D	GALT1	9p13.3	*galactosyluridine-transférase*	99
Maladie de Danon	LAMP2	Xq21.24	*protéine LAMP2*	94

Maladie de Derry
(GM1 type 2) GLB1 3p31.33 *bêta galactosidase* 105
Diabète type I HLA *antigène leucocyte humain* 113
Région IDDM1 6p21
IDDM2 11p15.15
IDDM4 11q13
IDDM5 6q25
IDDM6 18q12.q21
IDDM7 2q3111p15.5
IDDM3 15q26
IDDM8 6q28
IDDM9 3q21.25
IDDM10 10p.11q11
IDDM11 14q24q31
IDDM12 2q33
IDDM13 2q34
IDDM14 2q34.2q35
IDDM15 6q21
IDDM16 14q32.32
IDDM17 10q25
IDDM18 5q31.1
PTPN-22 1p13.2 *tyrosine phosphatase* 113
CTLA4 2q33 *protéine associée au lymphocyte cytotoxique T* 113
Diabète Mody I HNF4alpha 20q13.12 *facteur de transcription* 117
ModyII GCK 7p13 *glucokinase* 115
ModyIII HNF1alpha 12q24.31 *facteur de transcription* 118
Mody IV IPF1 13q18.1 *facteur de transcription* 117
Mody V HNF1bêta 17q12 *facteur de transcription* 118
Mody VI NEURO-DI 2q23 *neurod-1* 118

Mody VII INF 11p15.5 *insuline* 118

ABCC8 11p15.1 *sous-unité SUR1* 118
KCNJ11 11p15.1 *sous-unité kir6-2* 118
Diabète type 2 ADCY2 3q21.1 *adénylate cyclasse 5* 120

Syndrome de Goldberg	PPG	20q12.*1*	*protéine protectrice de bêta –galactosidase*	104
Maladie de Krabbe	GALC	14q31	*galactocéramidase*	108
	PSAP	10q21q22	*saposine A*	109
Maladie de Hers	PYG1	14q21q22	*phosphorylase hépatique*	93
Syndrome de Hunter (MPSII)	IDS	Xq28	*iduronate sulfatase*	102
Syndtome de Hurler (MPS1H)	IDUA	4p16.3	*alpha-L-iduronidase*	101
Lactosémie	LCT	2q21.3	*lactase*	110
	MCM6	2q21.3	*régulateur de LCT*	110
Maladie de La fora	EPM2A	6q24.3	*laforine*	96
	EPM2B	6p22.3	*maline*	96
Maladie de Maroteaux-Lamy (MPSVI)	ARSB	5q14	*aryl-sulfatase B*	103
Maladie de Morquio (MPSIVa)	GALNS	16q24	N-*acétylgalactosamine-6-sulfatase.*	103
Maladie de Norman-Landing	GLB1	3p31	*galactosidase bêta1*	103
Obésité	LEP	7q31.2	*leptine*	136,139
	LEPR1	1p31.3	*récepteur de leptine*	139
	MC4R	18q21.32	*récepteur mélanocortine*	139
	ADCY3	2p23.3	*adénylcyclase 3*	140
	POMC	2p23.3	*pro-opiomélanocortine*	140
	FTO	16q12.2	*oxygénase alpha-ketoglutarate dépendante*	141
	TBC1D1	4p14	*protéine à domaine TBC*	141
	SLC6A14	Xq23	*transporteur acides aminés*	141
	IRX3	16q12.*2*	*protéine à homéodomaine iroquois classe* 3	141
	IRX5	16q12.2	*classe 5*	141
	BDNF	11p14.1	*facteur de transcription*	141
	NTRK2	9q21	*neurotrophic tyrosine receptor kinase*	141
	sim1	6q16	*facteur transcription*	141

MÉDECINE, PHARMACIE, PARAMÉDICAL, MÉDECINE VÉTÉRINAIRE

AUX ÉDITIONS L'HARMATTAN

Dernières parutions

MEDIATOR

Et si ce n'était qu'une question de poids ?

Gilbert Kirkorian

Le chlorhydrate de benfluorex est commercialisé en France à partir de 1976 sous le nom de Mediator. L'assurance maladie estime que, de 1976 à 2009, plus de 5 millions de personnes en ont consommé en France. A partir de 2003, plusieurs publications attirent l'attention sur de possibles effets nocifs cardiaques et vasculaires pulmonaires. En conséquence, les autorités françaises de santé décidèrent de suspendre l'autorisation de mise sur le marché avec effet au 30 novembre 2009. Cette décision était-elle fondée ? Reposait-elle sur des données fiables ? C'est pour répondre à ces questions que Gilbert Kirkorian a entrepris de reprendre intégralement le dossier.

(Coll. Ethique et pratique médicale, 214 p., 22,5 euros)

ISBN : 978-2-343-18557-6, EAN EBOOK : 9782140131431

PAROLES D'EXCLUS

Handicap, combien au bord du chemin ?

Frédérique Meunier

Préface de Charles Gardou

Des milliers de personnes porteuses de handicap sont exclues de la société française. Quelles alternatives ont-elles pour avancer ? Y a-t-il des solutions pour qu'elles soient enfin respectées et acceptées ? Seize récits de vie mettent en évidence l'invisibilité de ces personnes au sein de la société. En regard de ces témoignages, des professionnels de la santé, de l'éducation, du secteur associatif ou de la politique livrent leurs réflexions, expériences, analyses et éclairages pour que ces situations ne soient plus une fatalité.

(278 p., 25 euros)

ISBN : 978-2-343-17782-3, EAN EBOOK : 9782140129544

LA PRISE DE DÉCISION MÉDICALE

Un art ou une science ?

Essai

Jean-Yves De la Caffinière

Préface de Jean-Philippe Rennard

Par le pragmatisme et l'humanité qui la caractérisent, la démarche médicale est un modèle de réflexion pour comprendre les mécanismes qui président à la prise de décision. Pour y parvenir, l'auteur convoque d'abord les principaux penseurs qui ont fait avancer la notion de libre arbitre. En entreprise, les prises de décisions complexes sont confrontées aux mêmes incertitudes qu'en médecine. Bien que les enjeux soient diamétralement opposés : produit marchand en entreprise, soins en médecine, les outils pour atténuer l'imprécision sont les mêmes.

(Coll. Ethique et pratique médicale, 130 p., 14,5 euros)

ISBN : 978-2-343-18024-3, EAN EBOOK : 9782140129483

UN SI BEAU MÉTIER

Les professionnels de la naissance au risque de la mort périnatale

Claudine Schalck

Préface de Dominique Lhuilier

La naissance suscite, d'abord, l'image d'un événement heureux. Si fréquente, autrefois, la mort périnatale, celle de l'enfant attendu, s'est vue refoulée, avec les progrès de la médecine et, plus encore, celle de la mère. Avec ce livre, l'histoire de ce refoulement est montrée de manière très documentée, à travers les contextes historiques et sociologiques de la constitution des métiers de sage-femme et d'obstétricien(ne), ainsi que la division du travail entre le normal et le pathologique, dominée par l'idéologie du risque. Alors que la venue de l'enfant est attendue, ensemble, par les parents et les soignants, la mort demeure. De manière inattendue ou anticipée, telle pour l'interruption médicale de grossesse (IMG), elle confronte les soignants à un lot d'épreuves et de doutes qui se mesure tout autant à la détresse des parents.

(220 p., 19 euros)

ISBN : 978-2-343-18109-7, EAN EBOOK : 9782140128394

PRATIQUE DE LA MÉDECINE TRADITIONNELLE ET CHANGEMENTS CLIMATIQUES AU CAMEROUN

Conséquences sur les soins à base de plantes médicinales, 1924-2017

Jeannot Mve Belinga

Préface de Paul Abouna

Selon l'OMS, 80 % des Africains recourent pour leurs besoins de santé à la médecine traditionnelle. Malheureusement, les matières premières médicinales sont détruites par les effets néfastes des changements climatiques. Cet ouvrage propose de montrer les rapports entre la pratique de la médecine traditionnelle et l'environnement puis de présenter les conséquences terribles du changement climatique sur les soins à base de plantes médicinales au Cameroun.

(Coll. Emergences africaines, 300 p., 30 euros)

ISBN : 978-2-343-17528-7, EAN EBOOK : 9782140126338

ENTRE VIEILLESSE ET DÉPENDANCE PSYCHIQUE

Evelyne Nicaise

Cet ouvrage est une chronique. C'est la chronique pendant huit mois de la "vie ordinaire" des neuf personnes âgées qui résident dans le petit domicile collectif Habitat-Plus "Les Rhapsodies". Cette structure, unique en France, est située dans la région lyonnaise. Elle accueille des personnes âgées qui sont atteintes de pathologies démentielles (maladie d'Alzheimer ou maladies apparentées) et psychiatriques. Elle a été écrite à partir de notes prises parfois au jour le jour afin de restituer fidèlement les échanges qui ont eu lieu durant ces huit mois (de janvier à août 2017) entre les neufs résidents et avec l'ensemble des intervenants (auxiliaires de vie, infirmières, médecins, responsable...).

(280 p., 28 euros)

ISBN : 978-2-343-17104-3, EAN EBOOK : 9782140125065

LE CÔTÉ OBSCUR DE LA MÉDECINE

Mauvais médecins et médecins mauvais, de l'Antiquité à nos jours

SOFIANE BOUHDIBA

Le médecin est en principe porteur d'un savoir qui lui donne de grandes responsabilités, et en premier lieu celle de guérir ses semblables. Seul hic, peut-être : le savoir ne suffisant pas toujours, le médecin peut-être tenté de recourir à des pratiques déviantes, faisant fi du principe hippocratique Primum non nocere. Le médecin peut nuire, assurément. Et ce sont précisément ces nuisances que Sofiane Bouhddiba propose d'examiner dans ce livre, ce qui l'amène à une subtile distinction entre le mauvais médecin et le médecin mauvais.

(Coll. Acteurs de la Science, 222 p., 22,5 euros)

ISBN : 978-2-343-17818-9, EAN EBOOK : 9782140125027

MAUX ET REMÈDES

Epistémologie du traitement médical

Kamel Bouraoui

Il s'agit d'une introduction épistémologique au traitement médical, essayant de montrer à la lumière des concepts philosophiques, biologiques et scientifiques actuels, les limites de ce traitement du point de vue mécaniste sur lequel sont fondées les bases physiopathologiques des prescriptions et stochastique, synonyme d'aléatoire, évaluant les traitements par une approche empirique. Ces limites traduisent en fait celles de la connaissance humaine. En tenant compte de ces données, la notion d'EBM ou médecine factuelle, ainsi que la notion de preuve scientifique de l'efficacité d'un remède ont été discutées.

(Coll. Acteurs de la Science, 280 p., 28 euros)

ISBN : 978-2-343-16368-0, EAN EBOOK : 9782140124549

POUR OU CONTRE L'EUTHANASIE ?

Mémoire d'un débat jamais soldé

Olivier Nkulu Kabamba

Dans une démarche qu'il considère comme un exercice académique, l'auteur revisite les arguments qui, dans l'histoire récente, ont meublé le débat sur l'euthanasie, c'est-à-dire : d'une part, les argument avancés par les partisans de l'euthanasie qui soutienent et militent pour sa légitimation légale et sociale et, d'autre part, les arguments développés par les opposants à l'euthanasie qui font valoir que celle-ci doit rester interdite par la loi dans la pratique de la médecine. Pourquoi l'euthanasie fait-elle débat et pourquoi continue-t-elle encore à faire débat ?

(112 p., 13 euros)

ISBN : 978-2-343-17616-1, EAN EBOOK : 9782140123863

LA DÉPRESSION ET SON TRAITEMENT : ASPECTS MÉCONNUS

Nouvelle édition 2019, revisitée et augmentée

Bernard Maroy

La dépression est une maladie taboue que, très souvent, ni le malade ni le médecin ne veulent reconnaître ni soigner. Elle n'est pas de nature psychologique comme beaucoup le croient encore. C'est, en fait, une maladie chimique du système nerveux. Son dérèglement entraîne de nombreux troubles qui peuvent altérer sévèrement la qualité de vie. Beaucoup de ces troubles ne sont pas actuellement reconnus comme dépréssifs, ce qui ne permet pas de les traiter efficacement.

(Coll. Psycho-Logiques, 264 p., 27 euros)

ISBN : 978-2-343-17641-3, EAN EBOOK : 9782140123795

LES HERBORISTES AU TEMPS DU CERTIFICAT (1803-1941)

Ida Bost

Créé le 11 avril 1803, le certificat d'herboristerie fut supprimé sous le gouvernement de Vichy. Sans reconnaissance légale, les professionnels de l'herboristerie peinent aujourd'hui à survire. Le contexte législatif invite à se pencher sur l'histoire des herboristes, et à revenir à l'époque où le métier était reconnu par l'Etat. Cet ouvrage dresse le portrait de ces herboristes du temps du certificat, de 1803 à 1941, en faisant dialoguer trois thématiques : la question identitaire, la nature du savoir herboristique, et le statut de l'herboriste parmi les professionnels de santé.

(Coll. Entreprendre et comprendre, 316 p., 31 euros)

ISBN : 978-2-343-16648-3, EAN EBOOK : 9782140123689

AUTISME. DIRE L'INDICIBLE

Nouvelle édition revue et augmentée

Préface de Délia Steinmann

Patrick Sadoun

Etre ou ne pas être, telle est peut-être la question des personnes autistes. Etre une personne ou n'être personne. Naitre ou ne pas naitre au monde de l'autre. Ou encore, en anglais : to have a body or to be nobody. Bien entendu, pour se poser ce genre de questions, on n'a sans doute pas besoin d'avoir lu Shakespeare mais il faut déjà au moins disposer du langage. La perception des autistes est en deçà du langage, elle se vit dans l'immédiateté de sensations souvent envahissantes, dans un monde sans limites de temps et d'espace, sans différenciation entre les êtres ou avec les choses. C'est donc nous qui posons ces questions, dans un effort désespéré pour faire entrer dans nos catégories mentales, voire littéraires, ces enfants, adolescents et adultes qui échappent si radicalement à notre entendement.

(188 p., 22,5 euros)

ISBN : 978-2-343-16717-6, EAN EBOOK : 9782140123603

L'ENFANT DANS NOTRE TEMPS

Journal d'un pédiatre

Alexandre Gardea

Des premières rentrées scolaires aux difficultés de la puberté et de l'adolescence, de l'usage des écrans à l'apprentissage des langues, de la jalousie fraternelle aux vaccinations, des allergies à la pratique du sport, en passant par la plupart des questions que se posent les parents d'enfants qui grandissent. Alexandre Gardea propose ici un tour d'horizon de la pratique quotidienne d'un pédiatre.

(200 p., 20,5 euros)

ISBN : 978-2-343-17685-7, EAN EBOOK : 9782140122934

ETHIQUE DES PRATIQUES PSYCHOMOTRICES

Eléments d'une philosophie du corps

Long Pham Quang

Les pratiques psychomotrices mettent en jeu le coprs de la personne et, dans et par le mouvement, le choisissent comme voie d'accès privilégié au psychisme. Bien qu'elles accordent une place toute particulière au corps, son statut ne va pas de soi. Entre être et avoir, sujet et objet, intériorité et extériorité, le corps ne livre rien de son mystère. En misant sur l'unité psychosomatique de la personne incarnée, vivante, les pratiques psychomotrices doivent ainsi renoncer logiquement à en établir un corpus scientifique, sans vie.

(Coll. Santé éthique et formation, 132 p., 13 euros)

ISBN : 978-2-343-17505-8, EAN EBOOK : 9782140122729

RENCONTRES AU RISQUE DU TRANSFERT

Psychiatrie et accompagnement social

Lisa Bouvier

Ce livre parle de rencontres, de moments de vie, de liens transférentiels qui se nouent et se dénouent dans le quotidien d''un foyer de postcure psychiatrique. Modibo, un migrant africain, est l'un des personnages à travers lesquels sont mises en évidences des représentations culturelles dans des relations interpersonnelles. Un accent particulier est mis sur la nécessaire décentration des uns, la prise en compte des cadres de référence des autres et sur les stratégies de négociation qui en découlent. Alternant analyse et accompagnement psychiatrique, ce livre montre l'importance de se délester de tout culturalisme et de tous les préjugés qui y sont attachés dans le but d'un possible accompagnement de qualité.

(Coll. Terrain, récits et fictions, 106 p., 13 euros)

ISBN : 978-2-343-17174-6, EAN EBOOK : 9782140122408

CLINIQUE ET POLITIQUE DE LA DOULEUR

Préface de Marcel Czermak

Nafissa Boukerche-Delmotte

De quoi la douleur est-elle faite ? Est-elle un signal ? Une émotion ou une sensation ? Est-elle un symptôme à déchiffrer ou est-elle une écriture, un hiéroglyphe ? Ce sont autant de questions qui seront explorées à partir d'un détour par l'histoire de la douleur en médecine et éclairées par les apports freudiens et lacaniens. Psychologue clinicienne de formation psychanalytique, ercerçant depuis 20 ans dans un Centre d'évaluation et de Traitement de la Douleur (C.E.T.D), l'auteure constate que la douleur chronique met en difficulté tous les professionnels qui ont la charge et que l'offre considérable de thérapeutiques proposés est incapable de résoudre. Cet ouvrage rend compte, d'une part, de cet embarras que la douleur chronique suscite et ce à partir de la pratique de l'auteure dans un service de médecine. Cette réflexion prend corps à partir de ce que les patients lui enseignent, à savoir que le corps du patient douloureux se met à se manifester d'une façon tout à fait impossible à déchiffrer, d'où l'analogie avec la psychosomatique, telle que l'ont conceptualisée François Perrier et Jacques Lacan. D'autre part, cet essai explore plusieurs champs, médical, psychanalytique et politique, afin de proposer une approche plus complexe des phénomènes douloureux. En avançant sur ce fil, l'ouvrage met en relief toute l'étendue de la question.

(Coll. Études Psychanalytiques, 174 p., 18,5 euros)

ISBN : 978-2-343-17247-7, EAN EBOOK : 9782140120862

Structures éditoriales du groupe L'Harmattan

L'Harmattan Italie
Via degli Artisti, 15
10124 Torino
harmattan.italia@gmail.com

L'Harmattan Hongrie
Kossuth l. u. 14-16.
1053 Budapest
harmattan@harmattan.hu

L'Harmattan Sénégal
10 VDN en face Mermoz
BP 45034 Dakar-Fann
senharmattan@gmail.com

L'Harmattan Cameroun
TSINGA/FECAFOOT
BP 11486 Yaoundé
inkoukam@gmail.com

L'Harmattan Burkina Faso
Achille Somé – tengnule@hotmail.fr

L'Harmattan Guinée
Almamya, rue KA 028 OKB Agency
BP 3470 Conakry
harmattanguinee@yahoo.fr

L'Harmattan RDC
185, avenue Nyangwe
Commune de Lingwala – Kinshasa
matangilamusadila@yahoo.fr

L'Harmattan Congo
67, boulevard Denis-Sassou-N'Guesso
BP 2874 Brazzaville
harmattan.congo@yahoo.fr

L'Harmattan Mali
Sirakoro-Meguetana V31
Bamako
syllaka@yahoo.fr

L'Harmattan Togo
Djidjole – Lomé
Maison Amela
face EPP BATOME
ddamela@aol.com

L'Harmattan Côte d'Ivoire
Résidence Karl – Cité des Arts
Abidjan-Cocody
03 BP 1588 Abidjan
espace_harmattan.ci@hotmail.fr

L'Harmattan Algérie
22, rue Moulay-Mohamed
31000 Oran
info2@harmattan-algerie.com

L'Harmattan Maroc
5, rue Ferrane-Kouicha, Talaâ-Elkbira
Chrableyine, Fès-Médine
30000 Fès
harmattan.maroc@gmail.com

Nos librairies en France

Librairie internationale
16, rue des Écoles – 75005 Paris
librairie.internationale@harmattan.fr
01 40 46 79 11
www.librairieharmattan.com

Lib. sciences humaines & histoire
21, rue des Écoles – 75005 Paris
librairie.sh@harmattan.fr
01 46 34 13 71
www.librairieharmattansh.com

Librairie l'Espace Harmattan
21 bis, rue des Écoles – 75005 Paris
librairie.espace@harmattan.fr
01 43 29 49 42

Lib. Méditerranée & Moyen-Orient
7, rue des Carmes – 75005 Paris
librairie.mediterranee@harmattan.fr
01 43 29 71 15

Librairie Le Lucernaire
53, rue Notre-Dame-des-Champs – 75006 Paris
librairie@lucernaire.fr
01 42 22 67 13

www.ingramcontent.com/pod-product-compliance
Lightning Source LLC
LaVergne TN
LVHW010022081026
849535LV00016B/2732